がんは人生を二度生きられる

医師
長尾和宏

青春出版社

つらかったでしょう。
まあ、おかけください

はじめに

最初にお断りしておかないといけないのは、本書はがん治療の解説本ではないことです。尼崎の町医者が、がんで来られた人と、診察室でなにげなく会話している内容を記録したものにすぎません。

ですから内容はいたって平易《へいい》で、よく勉強されている方にとっては医療情報としては物足りないかもしれません。

そもそもネットや書店にはがんに関する情報があふれ、すばらしいものがゴマンとあります。しかし、読めども読めども、ますます得体《えたい》の知れない漠然《ばくぜん》とした不安にかられるという人もいます。

本書は、病院でがんを宣告されて落ち込んでいる人に向けて書きました。

たとえ医者であっても、がんと言われたら、漠然とした大きな不安にかられます。

一晩にして医者からがん患者に変わった知人の医者が、そう言っていました。

町医者として20年以上診療していると、がんの宣告を受けたり、がん治療がつらくなって泣きながら診察室に駆け込んで来られる方が実に多いです。

多くの人は、「がん＝死」とイメージしています。しかし本書でお伝えしたいことは、**「〝がん＝死〟では決してない」**こと。むしろ、**「がん＝第二の人生の出発点」**であることです。

「第二の人生だって？　きれいごとを言うな！」

と言う人もいるでしょう。でも本書には、きれいごとは一切ありません。町医者の本音ですから、本当は公開したくもないし、そもそもするつもりもありませんでした。

私には、がんの専門医のような、希望にあふれた話はできません。かといって、死ぬことについての話ばかりでもありませんので、まずはどうか安心してページをめくってみてください。

「つらかったでしょう。まあ、おかけください！」

町医者の診察室での「物語」は、まずはこうした言葉から始まります。

「つらかった」というのは、体《からだ》ではなく「心がつらかった、不安だった」という意味です。どんな人でも（たぶん私も）、がんと言われたら間違いなく大きなショックに襲《おそ》われます。目の前の景色がカラーからモノクロ（白黒）に変わり、映画のシーンのように一瞬、夢か現実かわからなくなり、知らず知らずに涙があふれているかもしれません。「がん」という言葉は残念ながら、どうしてもそうしたイメージからなかなか脱却《だっきゃく》できません。

だからこそ、**「がん」という言葉が持つイメージが、本書をお読みになることで少しでも変われば、得体の知れない不安が少しでも緩和《かんわ》されれば、うれしいです。**それこそが、多くのがん患者さんの生活を診《み》ている町医者の仕事であると信じています。

本書は、日々の診察室の日常会話そのままなので、むずかしい話は一切ありません。どのページから開いて頂いてもかまいません。寝ころんで気軽に読んで下されば幸いです。気弱になっている人が、少しだけでも前向きになって下されば、本望《ほんもう》です。

目次

3章　「どうすればいいか」を考えるために

4章 〝近藤誠本〟は80歳以上の人にはぴったりです

5章 心の持ち方で「第二の人生」はこんなに変わります

6章　追いつめられても、自分を見失わないでください

1章

もはや「がん＝治らない」ではありません

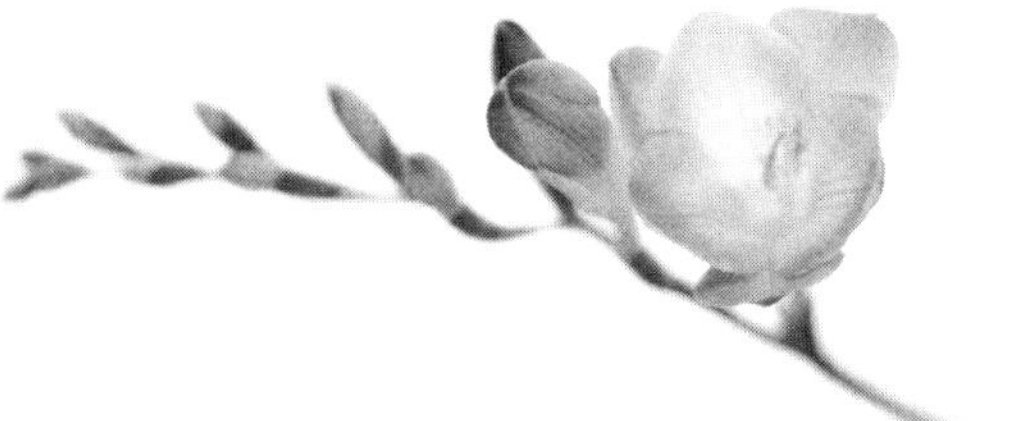

「がんです」と言われました
死ぬしかないんでしょうか…

「えらいことになりましたわ先生」

「どうされたんですか？」

「がんが見つかりましたんや、大腸に」

「え？」

「こないだ人間ドックやった大学病院で『間違いない』言われまして」

「…そうですか…」

「今まであくせく働いてきて、ようやく定年になって、人生これからや思ってたのに、なんでこんな…先生、わたし死ぬんやろか」


がんを宣告され、あるいは「がんかもしれない」と言われ、がっくりと肩を落としている患者さんが、毎日のように診察室にいらっしゃいます。

それまで普通に暮らしていたのに、突然「がん」と言われたら、誰だってショックです。落ち込むし、あわてます。

私の診察室では、こんな会話が続きます。

「大丈夫です、私のほうが先に死にますから」

「？」

「いや、私、なんか今晩あたり死ぬような気がすんねん」

「はぁ？」

「お通夜、来てくれますか？」

「先生、なに言うてはんの、通夜ってなんや、どこでやりはるんですか？」

「まだ決まってないけど、たぶん平安祭典になるんやないかな」

「…ま、行けたら行きますわ…なんや先生、急に」

ここらへんでようやく、

「冗談やけどね」

と言うのですが、患者さんよりも医者が先に死ぬ場合なんて、いくらでもあります。

身近にもよく聞く話なので、

「僕が死んだらちゃんとお葬式に来て、弔辞《ちょうじ》読んでやってくださいね。車イスでも来てくださいね」

とか、

「僕の場合は、がんじゃなくて、心筋梗塞《しんきんこうそく》か、くも膜下出血で死ぬやろな」

などと言っているうちに、患者さんにようやくクスッと笑みが出るようになります。

医者に「あなたはがんです」と言われると、心も頭も「死」に占領されて、真っ暗闇のなかに放り出されたように感じる人もいるでしょう。

「がん＝死」「がんの宣告＝死の宣告」と思っている人は非常に多いのですが、実際は、そうではありません。

がんの治癒率《ちゆりつ》として一般的に用いられるのが「5年生存率」ですが、今、がん全体の5年生存率は69％ほど。つまり、過半数のがんは治るということです。

がんの種類別にみると、乳がん、前立腺がんの5年生存率は9割を超えています。

胃がん、大腸がんも7割ほどです。一方で、すい臓がん（約1割）や肝臓がん（3〜4割）、肺がん（約4割）のように、決して高いとは言えないがんもありますが、それでも治るがんもあります。

だから、がんがあることがわかっても、それは死の宣告ではありません。


ところで、「がんの告知」とよく言いますが、この表現も良くないと思っています。「告知」はいかにも恐ろしげで、死のイメージがよぎるのではないでしょうか。

おそらく、がんが部位やステージにかかわらず、不治の病であった時代の名残《なごり》でしょう。今は、治るがんもたくさんあるのだから、というより、治るがんのほうが多いのだから、「告知」なんて怖い言葉は使わずに、「説明」と言えばいいと思いませんか？

私は、説明の仕方は患者さんによって変えるので、「がん」と言うのがためらわれるときには、「〝まりも〟ちゃんの説明」なんていう言い方をすることもあります。

いずれにしても、今の5年生存率を考えれば、「がん＝死」ではありません。

「がん」と言われて、落ち込んでしまう気持ちはよくわかりますが、少し冷静になれたら「体の一部が調子が悪いだけなんだ」と、とらえていただければと思います。

◎がんは“治る病気”になりつつあります
――部位・病期別の生存率

《5年生存率》

部位＼病期	Ⅰ期	Ⅱ	Ⅲ	Ⅳ	全症例
胃	97.2	65.7	47.1	7.2	73.0
大腸（結腸・直腸）	99.0	90.8	81.6	18.1	75.8
気管、肺	82.9	48.2	22.1	4.9	43.8
乳房	99.9	95.2	79.5	32.6	92.9
前立腺	100.0	100.0	100.0	62.0	100.0
全体	92.7	83.2	52.7	20.0	68.8

（%、2004〜2007に診断した患者さん）

《10年生存率》

部位＼病期	Ⅰ期	Ⅱ	Ⅲ	Ⅳ	全症例
胃	95.1	62.7	38.9	7.5	69.0
大腸（結腸・直腸）	96.8	84.4	69.6	8.0	69.8
気管、肺	69.3	31.4	16.1	3.7	33.2
乳房	93.5	85.5	53.7	15.6	80.4
前立腺	90.3	100.0	95.6	37.8	84.4
全体	86.3	69.6	39.2	12.2	58.2

（%、1999〜2002に診断した患者さん）

全がん協のホームページでは、がんの部位・病期・診断年・年齢・性別ごとに、生存率（５年、10年）を調べることができます。手術や治療法で絞り込むこともできます。同じ部位のがんでも、病期・性別・年齢などで大きく率は変わってきます。ぜひご参考になさってください。

※「全がん協（全国がん（成人病）センター協議会）生存率調査」
http://www.zengankyo.ncc.go.jp/etc/

なんで私が、がんに？

「先生、私これまでずっと、もう15年も認知症のお義母《かあ》さんの介護してきて、自分のことなんて全部後回しにしてきたのに、こないだ初めて検診に行ったら大腸がんやて。お義母さんボケてるだけで体ピンピンしてはんのに、なんで私がこんな目にあわなあかんの？」

「大変でしたなぁ…」

「ねぇ先生、聞いてます？」

「聞いてますよ」

「だって先生、主人には姉や弟もいるのに、なんやいろいろ言うて二人とも年に一遍《いっぺん》しか来はらへんし、私だって仕事続けたかったのに辞めて、血ィつながらんお義母さんのために人生全部ささげてきましたのに。なんで私が先にがんやなんて言われなあかんの？　私の人生なんだったたん？　冗談やないわ！」

がんがあるとわかったとき、誰でも

「なんで？」

と、理由を考えてしまうものです。
「食生活が悪かったんだろうか」
「忙しすぎたのかな…」
などと、これまでの生活を振り返って、反省する人もおられます。

でも、どんなに「なぜ」を考えても、明確な答えは出てきません。医者であっても、その「なぜ」に明確に答えることはできません。

食生活は確かに大事ですが、毎日野菜をとって、玄米を食べて、「1日30品目」を守っているような人でもがんになることはありますし、私のように昼も夜も訪問診療の合間にコンビニのおにぎりやチェーン店の牛丼、ラーメンですませているような生活でも、なかなかがんにならない人もいます。

「それなのに、なぜ、私が？」

と問われても、やっぱり答えは出ません。

ただ言えるのは、人間はがんになりやすい動物であるということです。人間である以上、がんになる宿命にあります。人間は、進化の過程で脳が大きくなりましたが、そのことと引き替えに、がんになる宿命を背負いました。というのも、がん細胞が増殖《ぞうしょく》するしくみは、脳を巨大化するために使われたしくみと同じだからです。

また、長生きすれば遺伝子のミスコピーが起こる確率も上がるので、長生きするほど、がんになるリスクも高まります。そういう意味では、がんは老化のひとつとも言えます。

さらには、環境要因もあり、文明国ほどがんが多いという事実もあります。アフリカの奥地に住む原住民のように、日の出とともに起きて、日の入りとともに寝るような生活をしている人には、がんはほとんど見られないそうです。

でも、だからと言って、いまさらそうした生活に戻ることはできませんよね？　長生きすることも、それ自体は良いことですから、長生きを手離すわけにもいきません。

だから、変えられない「なぜ？」をいくら考えても、仕方がありません。

それともう一つ、

「『あのとき〜〜をしていたら』という『もしも』の話もよしましょう」

と、患者さんやご家族によく話しています。

「がん検診を受けてたら、もっと早く見つかっとったかもしれん…」

「胃が痛くなったときに、市販薬ですまさないでちゃんと病院に行ってたら、こんなにがんが大きくならなかったかも…」

そんなふうに、誰しも「もしも」を考えて後悔したり自分を責めてしまうのですが、たとえばもし検診を受けていたとしても、事態が大きく変わったかはわかりません。

検診ですべてのがんが見つかるわけではありませんし、もしそのときに「陰性」の結果が出ていたら、安心して発見がさらに遅くなっていたかもしれません。

だから、「なぜ?」も「もしも」も、考えても仕方のないことはよしましょう。

そもそも人生というのは、不条理《ふじょうり》の連続です。

「なんで私が?」という不条理を受け止めて、齢《とし》を重ねていかなければならないのは、がんになっても、がんにならなくても、同じではないでしょうか。

「早期です」と言われました。
完治できると思っていい？

2人に1人が、一生のうちに一度はがんになり、3人に1人はがんで亡くなる――これが、現代のがん事情です。それだけ「がんは身近な、よくある病気なんですよ」というメッセージですが、裏には、もうひとつ大事なメッセージが隠《かく》れています。

それは、がんになっても、がんでは亡くならない人がいる、ということです。「2分の1マイナス3分の1」で、6人に1人は、がんになっても治療で完治したり、自然にがんがなくなったり、あるいはがんの治療をしている間に別の病気で亡くなったりして、がんでは亡くならない。

この数字を見るだけでも、「がん＝死」ではない、ということは明白です。

さらに、がん全体の5年生存率が約69%ということは、半分以上のがんは完治しているということです。特に、早期であれば、完治する確率はぐっと上がります。

たとえば早期の胃がんは、9割以上の確率で完治します。

大腸がんも同じです。

早期にがんを発見できれば、完治する確率が高くなるので、私は、がんが見つかったことを悲しむよりも、早期に見つけられたことを喜んでほしいと思っています。

胃がん検診を受けて、偶然、早期胃がんが見つかったとしましょう。バリウム検査を行うと、だいたい2千人に1人くらいの確率で胃がんが見つかります。

胃がん検診を受けて、まったく症状のない段階で、偶然がんが見つかった患者さんには、私は、

「ラッキーやね」

「よかったね」

と、声をかけます。

がんが見つかって少なからず凹《へこ》んでいる人に「ラッキー」と言うなんて、「ひどい」と思われるでしょうか？

実際、患者さんはちょっとキョトンとされて、なかには、

「がんが見つかってラッキーって、どういうことや？」

と怒りだす方もおられます。

ある患者さんは、

「まだ早期や。よかった、ラッキーやったね」

と言うと、こうおっしゃいました。

「なに言うてはんの先生、全然ようありません。子どももまだ小さいから、私が倒れるわけにはいかんのに…」

怒っているような、泣いているような、とにかく困惑されている様子でした。40代半ばのシングルマザーの女性で、小学生のお子さんを女手ひとつで育てていました。

「先生、仕事も絶対に辞められへんし、子ども残してまだ死ねません。早期だったら、治療を受けたら、完治するんでしょうか？」

がんが見つかった患者さんは、がんという病気になったこと自体にも大きなショックを受けますが、

「仕事、どうしよう」

「家族にどう話そう」

「私がいなくなったら、家族はどうなる」

「遺産の問題があるのに…」

など、一気にいろいろな問題が噴《ふ》き出して、パニックになりがちです。たとえ早期のがんであっても、それは同じでしょう。


それでも、私は、医者から「早期です」と言われた人は、「むっちゃラッキー」だと思います。

ちょっと考えてみてください。先ほどの胃がん検診でいえば、1回の検査にかかる費用は1万円ほどなので、ひとつのがんを見つけるのに2千万円ものコストがかかっているわけです。

2千万円ものコストを使って、自分の胃がんを早期に見つけてくれた。そう考えると、こんなにもありがたいことはありません。しかも、早期がんであれば、絶対に完治できると言い切ることはできませんが、内視鏡手術か、外科手術という局所治療で高い確率で完治が望めるのです。

私の言った「ラッキー」という言葉に最初は困惑されていたシングルマザーの患者さんも、紹介状を書いた病院で手術を受けた半年後、すっきりとした表情で外来にいらっしゃいました。

そして、

「あのとき先生が言うた『ラッキー』の意味、ようわかりました。早期発見でほんまにラッキーでした」

とおっしゃっていました。

「がんは放置に限る」と本で読みました。
私のがんも、放置していい?

数年前から、

「がんが見つかったのですが、治療は怖いので受けたくありません」

など、がんの放置に関する相談をしばしば受けるようになりました。

「『がんは放置に限る』と、あるお医者さんの本に書かれてたんやけど、本当に放置していいんやろか？」

がんが見つかったショックと、治療を受けなくてもいいかもしれないという安心と、本当にそのままでいいのかという不安で、すっかり混乱されている患者さんが多くおられます。

この問いに対する答えは、患者さんの年齢やがんの状態によって、まったく変わります。

たとえば、60代とまだ若く、早期がんなのに「放置したい」と言われれば、

「そんなんもったいない。早期で見つかったのはラッキーですよ」と、治療をすすめるでしょう。それは、前項で書いたように、治療をすることで完治が望める可能性が高いからです。

一方、これがもしも80代、90代の方の相談なら、たとえ早期がんでも、「積極的な治療は受けない」という選択肢も大いにありえます。なぜなら、放置しても、がんを抱えたまま天寿《てんじゅ》を全《まっと》うできる可能性が高いからです。そういうがんのことを「天寿がん」と呼びます。

80歳以上で亡くなった方を解剖《かいぼう》すると、一定の確率で小さな前立腺がんや甲状腺がんが見つかるというのは、有名な話です。これらのがんは、ゆっくりとゆっくりと進行して、たいして悪さをしないので、放っておいても寿命にはほとんど影響を与えません。

ところが、「天寿がん」も「がん」は「がん」なので、本人や周りの人にとっては一大事です。私は、近くの介護施設に訪問診療に行くこともありますが、検査でたまたま80代、90代のおじいちゃん、おばあちゃんのがんを見つけてしまうことがあります。

「これは悪さをしない天寿がんかな」と思いつつも、見つけたからには黙っているわけにはいきませんから、本人やご家族に伝えると、やっぱり大騒ぎになります。

あるときは、「がんセンターがいいですか？　どこがいいですか？」と、慌ててインターネットで検索をしている介護職員に、

「いやー…、これはもう、放置したほうがええんやないか」

と言うと、

「先生は、放置療法に反対してはるんでしょ！」

と、ぴしゃりと言われてしまいました。

放置療法に賛成も反対もなく、ただ、「治療をしたほうがメリットが大きいがんと、

積極的な治療はせずに放っておいたほうがメリットが大きいがんがある」というだけなのですが。

そして、年齢で区切ると「エイジハラスメントだ」と言われてしまうのですが、高齢の人にがんが見つかった場合、手術と入院生活が体に与える負担を考えると、放っておいたほうが得であることが多いのです。

ところで、年輩の方のがんだけではなく、若い人のがんのなかにも、放っておいてもよいがん――正確に言えば、積極的な治療は行わず、経過をみることがベストな治療法であるがん――が確かにあります。

そのひとつが、甲状腺がんです。

甲状腺がんは、20代、30代といった若い人にも見つかります。しかし「がんがあります」と〝宣言〟されたら、当然、みなさん、手術を受けるものだと思うでしょう。

しかし、甲状腺がんの大半は、進み方がとてもゆっくりなので、まずは経過をみることが第一選択肢となることが多いのです。

「がん」と聞いただけで、多くの方はショックを受けてパニックになってしまいます。**しかし、甲状腺がんや高齢者の前立腺がんをはじめ、放置してもあまり悪さをしないがんもたくさんあるのです。**

そのことをぜひ知ってほしいと思います。

がんが見つかっただけでもショックなのに、
3カ所にあると言われました…

胃カメラで胃がんが見つかって、大腸カメラもやったら大腸にもがんが見つかった――。そのことをご説明すると、患者さんは、「え……」と絶句されます。一つ見つかっただけでも一大事なのに、二つも、場合によっては「三つあります」と言われたら、頭の中は真っ白になり、おそらくその後は何を言われても覚えていないほどでしょう。

ただ、医者という立場から言えば、よくあることなのです。

特に大腸がんは、多発しやすいという特徴があります。

「大腸のS状結腸のあたりと盲腸のあたりに2カ所がんが見つかりました」

「最初はS状結腸のあたりにがんが見つかって、手術で20センチほどとって、次に1年後に横行結腸にがんができたのでまたとって、その2年後には直腸のあたりにできて、また手術でとりました」

そんなふうに、同時に複数の箇所に多発すること、期間をあけて複数の箇所に原発のがんが多発することは、そう珍しくありません。

同じように肝臓がんも多発しやすいがんです。早期であっても、小さながんが、肝

臓の中に複数見つかることはよくあるので、もぐら叩きのように、できたそばからがんを叩いていくというのが、肝臓がんの治療の基本になります。

同じ臓器に複数のがんが見つかるだけではなく、複数の臓器にそれぞれ原発のがんが見つかることもあります。たとえば、胃がんと大腸がんが同時に見つかるということは経験上、珍しくないので、私は胃がんを見つけたら必ず大腸カメラも行って、大腸も診るようにしています。逆も同じで、大腸がんを見つけたら胃カメラも行います。

同じ臓器に複数のがんがあることを、「多発がん」。

複数の臓器にそれぞれ原発のがんがあることを、「重複《ちょうふく》がん」。

これらをあわせて「多重がん」と呼びますが、よくあることなのです。

そもそもがん細胞は、健康な人の体の中でも毎日5千個ほど生まれては消えていると言われています。がん細胞ができるたびに、体に備わっている免疫細胞が「あかん、あかん」と、撃退してくれています。ところがなかには、免疫システムの網の目をくぐって生き延びるものがあり、それがかたまりになって、がんになるのです。

そう考えると、誰の体の中にもがん細胞はあるのでしょう。でも、免疫の力で消えていったり、たまたま大きくならないから、気づかれないだけかもしれません。

変なたとえですが、やくざも組をつくっていれば「ああ、そこにやくざがおる」とわかりますが、チンピラが一人で街中を歩いていても気づきませんし、もめ事も起こりません。がんもそんなもので、気づかないうちに「おった」ということはよくありますし、「複数おった」ということも、そう珍しいことではないのです。

町医者として診療をしていると、

「胃がんになって、大腸がんもやって、それから前立腺がんもやりました。でも、全部治りました」

なんて患者さんも、ときどき来られます。

「大変でしたね、ご苦労さまでした」

と声をかけるのですが、「がんというのは、あちこちにできるんやなあ」と、つくづく思います。

医者から余命を告げられました。
外出もできるのに、
信じられません…

「なんか調子が悪くて病院に行ったら、進行がんが見つかって、がんの専門医から『余命半年』と言われてしまって…」

そう泣きながら相談に来る患者さんがおられます。

「そんな急に半年なんて言われても…」

と、か細い声でつぶやく患者さんに、私はいつも、

「大丈夫や、医者の予測はしょっちゅう外れるから」

と伝えています。

余命半年とか余命1年とか、あるいは余命3カ月といったことを聞くたびに、「根拠はなんやろ?」と不思議に思います。

余命を伝えられた患者さんは、「医者は余命がわかる」と思っていますが、正直なところ、よくわかりません。

私は年間100人近くの方を在宅で看取《みと》って、これまでに2千人以上の患者さん

の死亡診断書を書いてきましたが、それでも余命予測はあまり当たりません。たくさんの患者さんのお看取りをしてきて、外れることが少なくありません。

医者は何をもとに余命を告げるのかというと、経験と勘とデータです。

「データ」と言うと、確かな根拠があるように聞こえるかもしれませんが、過去の患者さんたちの生存期間中央値に過ぎません。

数カ月で亡くなる方もいれば、1年生きられる方、5年以上生きられる方もいるなかで、全体の半分の方が亡くなった時点がいつかというのが、生存期間中央値です。

進行がんであっても、どのくらい生きられるかは、個人差がとても大きいものです。だから私は、がんを見つけても、余命予測は原則としてあまり伝えません。

とはいえ、患者さんから、

「先生、私、いつまで生きられるんやろか？」

「年内は大丈夫やろか？」

とか、余命を聞かれることは多々あります。そのたびに、

「わからへんのよ」

と正直に言うものの、患者さんは「医者ならわかる」と思っているので、

「なんや先生、わからんことないやろ。だいたいでいいから言うてよ」

と、言われてしまいます。それでも、

「ほんまにわからんのよ」

と言うと、

「先生、医者やろ。こない言うてんのに、なんで教えてくれへんの！」

と、患者さんに怒られることも。そんなときにはこんなふうな会話をしています。

「そやなー、3日くらいかなあ」

「え、3日ですか⁉」

「冗談ですがな（笑）。わからへんのよ、ほんまに」

そう言って、予想というのはよく外れるもので、「あと3日」と思った人が8年生きたこともあれば、「あと1年は大丈夫」と家族に伝えた矢先に3日後に亡くなられた人もいる、なんてことをお話しします。

ただ、そろそろ厳しいかなと思ったら、家族には「週単位」とか「日単位」という言葉を使ってお話しするようにはしています。

「私の予測はよく外れるんやけど、もう週単位かな。心づもりはしておいてな」と。

でも、余命3カ月以上は、さっぱりわかりません。私の経験上もそうですが、国際的な論文でも「余命はよく外れる」という結果が、実は出ているのです。

だから、「余命半年」「余命1年」などと専門医に告げられても信じないほうがいい。落ち込んだり悩んだりする暇《ひま》があるのなら、考えなければいけないことは他にたくさんあります。

「今日一日をどう楽しく生きるか」を考えるほうが、ずっと大切だと思います。

2章

ステージⅣでも
完治するがんはいくらでもあります

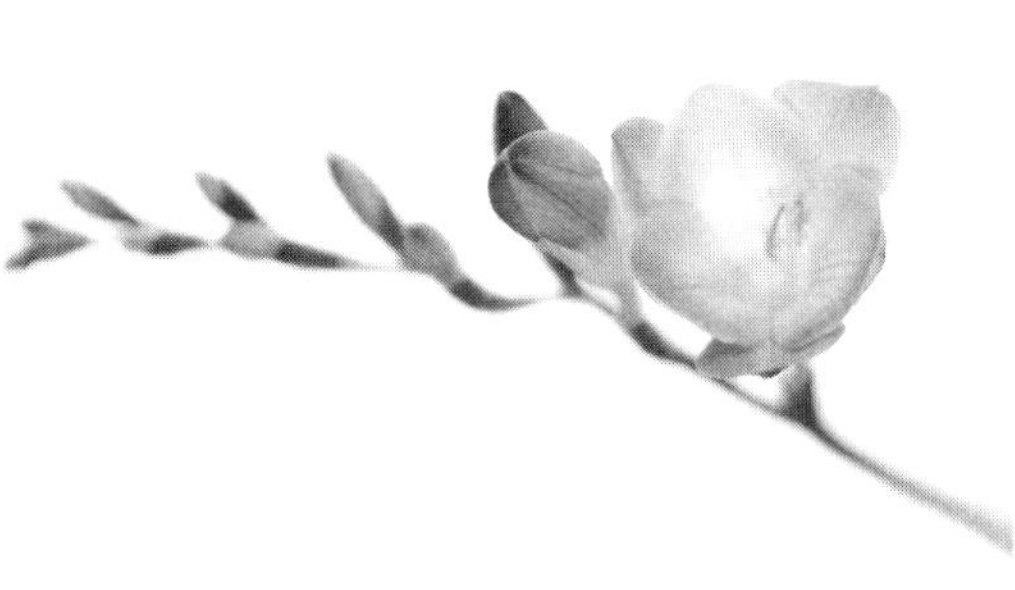

大腸がんのステージⅣで、
複数の臓器に転移しています。
もう、あきらめるしかないんでしょうか

私がまだ勤務医だったころの話ですが、あるとき、大腸がんから腸閉塞《ちょうへいそく》を起こした患者さんの担当になりました。すでに転移もしていて、肝臓にも大きながんがあり、ステージⅣでした。まだ経験の浅かった私は、当時、「ああ、もうあかんかな。そんなに先は長くないやろな」と、思っていました。

そんななか、いろいろな情報を調べたご家族から、「新聞に載《の》っていた○○大学の○○先生を紹介してほしい」と言われて、紹介したところ、大腸も肝臓も手術で切除されて、3カ月後、すっかり元気になって戻って来られたのです。その後、定期的に診察・検査を行っていましたが、がんが再発することはありませんでした。

つまり、大腸がんのステージⅣで、腸閉塞を起こして肝臓にも転移したものの、手術で完治されたのです。今から20年以上も前の話です。

20年前に比べれば、医療はさらに進化しています。開業してからも、「大腸がんのステージⅣで、複数の臓器に転移が見つかりましたが、治りました」という患者さんに、何人も出会ってきました。

今でも外来に通ってきてくれている80代のおじいちゃんも、そのおひとりです。

その方は、「CA19‐9」という腫瘍《しゅよう》マーカーが8千という高値で、腸閉塞寸前で大腸がんが見つかりました。すぐに手術をしましたが、その1年半後に肝臓への転移が見つかって肝臓をとり、その1年後に今度は肺に転移が見つかって、肺もとり、その3回の手術の間に抗がん剤治療も行いました。

それから10年以上が経ちましたが、8千もあった腫瘍マーカーは1桁《けた》に下がったまま。今も、毎週ゴルフに出かけるほど、すっかりお元気です。ドライバーの飛距離は、私以上のようです。

もし十数年前に大腸がんが見つかったとき、あるいは、その後、転移が見つかったときに、「もう無理や」と、あきらめていたら、今の生活はなかったでしょう。あきらめずに治療を行ったおかげで、完治したのです。

この方以外にも、大腸がんで脳にも転移したけれど手術でとって完治した人もいます。

ジャーナリストの鳥越俊太郎さんも、ステージⅣの大腸がんを乗り越えたおひとりです。2005年に直腸がんが見つかって、その後、肺、肝臓と転移が見つかりましたが、計４度の手術を受けて、今ではすっかりお元気そうです。おそらく完治されたのでしょう。

大腸がんは、がんのなかでも増えていますが、肺や肝臓、脳などの他の臓器に転移があっても、たとえその転移が複数あっても、手術と抗がん剤で完治することも珍しくありません。簡単にあきらめたらもったいないがんなのです。

「ステージⅣです」と言われたら、「もう末期やな……」と思ってしまうかもしれません。マスコミも、ステージⅣのがんと聞くと、「末期がんと闘病」などと報道しがちですが、それは大きな間違いです。

がんの末期とは、転移したがんが増殖して、筋肉が衰え、食事の量が減り、全身の機能がだんだんと低下してきた状態のことです。全身に転移があるだけでは、末期とは言いません。

大腸がんのステージⅣは、「まだまだこれから」。ステージⅣで見つかって助かる人は、たくさんいます。前立腺がんや乳がんなども、同じです。

私は、そのことを患者さんから教えてもらいました。

スキルス胃がんでステージⅣです。
治らないなら、
つらい治療はしたくないんですが…

スキルス胃がんに対しては、一般の方も「難しいがん」という印象を持っているのではないでしょうか。

ふつうの胃がんは胃の粘膜の表面に塊《かたまり》をつくりますが、スキルス胃がんは胃の粘膜の下を這《は》うように広がっていき、はじめのうちは自覚症状がほとんどありません。進行が早く、粘膜の下を這ううちに胃壁を突き抜けて外に出て行ったりして、見つかったときには、すっかり進行しているということの多いがんです。

スキルス胃がんのステージⅣは、たしかに手ごわい相手です。「腹膜播種《ふくまくはしゅ》」といって、種をまいたように、小さながん細胞が胃の壁から飛び出して、お腹のなかに散らばっている状態になることが多いことも知られています。

「治る見込みがないなら、つらい治療はしとうないわ」

そうおっしゃる患者さんもいます。

その気持ちは、私もわかります。ただ、こんな患者さんもいるということを、ぜひ知ってほしいのです。

ステージⅣのスキルス胃がんと診断された女性です。スキルス胃がんは若い女性に多いことも知られていますが、この方もまだ40代とお若く、ある大病院の手術室で看護助手として働いていました。

この方の場合、手術前の検査では腹膜播種があるかどうかはわからなかったそうですが、彼女は、

「もし腹膜播種があっても、胃は全摘《ぜんてき》してください」

と、主治医にお願いしたそうです。

スキルス胃がんの場合、開腹して転移や腹膜播種があるとわかると、「がん細胞をすべてとりきることは不可能」と考えて、すぐに閉じてしまうことがあります。というより、それまではそのほうが多かったのです。

しかし彼女は、

「どうせ痛い思いをしてお腹を開けるなら、何が何でもとれるものはとってほしい。お腹のなかに散らばったがん細胞も、リンパ節もとれるだけとってほしい」

と、主治医にお願いされたそうです。

そして、実際に開腹してみると、手術前の画像診断ではうつらなかった米粒大のがん細胞が腹膜に散らばっていましたが（腹膜播種があったということ）、主治医は、患者さんの希望どおりに、胃を全摘し、とれるだけのがん細胞をすべてとったのです。

手術後には、抗がん剤治療を1年間続けられました。「抗がん剤治療をする」と決めたのも、「1年でやめる」と決めたのも、ご本人でした。

あとから話を聞いたところ、手術後すぐに抗がん剤治療を始めたのは、

「手術でがん細胞をとって、限りなくゼロに近づけている今なら、抗がん剤でがんを叩けるんじゃないか」

と、考えたからだそうです。

そして、1年続けた抗がん剤治療をスパッとやめたのは、ひとつには1年という区切りと、もうひとつは副作用の下痢がひどくて、体重がガクッと落ちたことが大きかったとおっしゃっていました。


彼女とは、私の講演会を聞きに来てくれたことがきっかけで知り合って、抗がん剤治療をやめて数カ月たったころに一緒にトークショーを行ったこともあります。とても明るくてはつらつとした女性で、今でもブログで発信されています。

スキルス胃がんが見つかって、手術で腹膜播種があることがわかったときには、主治医からは、

「半年くらいじゃないか…」

と言われていたそうです。

しかし、3年半たった今も、お元気そうにしています。

「『なんで私は死なないんですか?』と、たまに主治医に聞くんですよ」

なんておっしゃっていましたが、正直なところ、その答えは私にもわかりません。

不思議な話ですが、そういう人も実際にいるのです。

「がんが消える」ことって、
本当にあるんでしょうか？

「がんが自然に消えるなんて、そんなうまい話、ほんまにあるんやろか？」

そう聞かれたら、私の答えは、

「あることはあります」

です。「何もしていないのに、がんが自然に消えました」と報告する文献はたくさんありますし、「何もしていないのに、がんが自然に小さくなりました」という報告はもっとたくさんあります。

がんが自然に消えたという患者さんは、これまでにお二人、診たことがあります。二人とも進行した大腸がんでした。手術をして、明らかな取り残しがあったにもかかわらず、再発するどころか、いつの間にかがんが自然に消えていったのです。

その人の体にもともと備わっている免疫システムが、残っていたがん細胞をやっつけてくれたのでしょうが、はっきりした理由はわかりません。「なぜ、がんが自然に消えたのか」、専門家でも説明できませんが、現実に、あるにはあるのです。

がんは必ず進行するとは限らず、ときには後ろに進むこともある。そう多くはありませんが、なぜだか自然にがんが消えていくということもあります。

乳がんが全身の骨に転移しました。
もう末期でしょうか？

「がんは必ずしも進行するとは限らず、ときには後ろに進むこともある」と書きましたが、後ろに進まなくても、現状を維持するということもあります。しかも、進行がんで、全身に転移していても、です。

骨転移と聞くと、どんな印象があるでしょうか？

「痛そう」「つらそう」という印象を持っている人は多いと思います。

でも、ある患者さんは、乳がんが全身の骨に転移した後、ホルモン療法を受けながら10年ほど元気に仕事を続けていました。確かに全身の骨にがんが転移していたのですが、転移したがんは10年近く、大きくなるわけでもなく、ただそこにいたのです。

おそらく、がんがあちこちに散らばって、それなりの大きさになった後、ある時点からなぜか休眠モードに入ったのでしょう。その間、彼女は寝込むわけでもなく、普通に生活をされていました。その様子は決して末期がんではありませんでした。

ある日から高熱が続き、冬眠期間がとけたかのように、がんが増殖をはじめたので、最期《さいご》の2カ月ほどは在宅医療に移行してお看取りになりましたが、10年間は、確かに全身の骨に転移しながらも、がんと共存しながら普通の生活を続けていたのです。

「余命2カ月」と言われてしまいました…

ステージⅣの肺がんの患者さんで、もう一人、忘れられない方がいます。

葛城《かつらぎ》さん（仮名）という60代の女性で、「なんだか体調が……」と、あるクリニックに行かれたときには、すでに肺がんのステージⅣでした。大病院に紹介状を書いて、そこで検査をしてもらったところ、全身の骨にがんが転移していて、肺がんの専門医からは「余命2カ月」と宣告されました。

肺がんというのは、骨転移を起こしやすいがんとして知られています。骨はつねに新陳代謝を繰り返していますが、血液の流れに乗ったがん細胞が、肋骨《ろっこつ》や胸椎《きょうつい》、骨盤、腰椎《ようつい》の中に入り込んで、破骨細胞を乗っ取って、骨を破壊していくのです。

葛城さんのがんも、全身の骨に転移して悪さをしはじめていたのか、専門医から
「ステージⅣのがんで、余命は2カ月」

と診断されましたが、大きく外れて、結局およそ8年間も元気に生きました。

8年も命を延ばしてくれたのは、〝イレッサ〟という抗がん剤でした。

イレッサは、抗がん剤のなかでも、がん細胞が持っている特定の目印に攻撃をしかける「分子標的薬」というタイプの薬です。

「ＥＧＦＲ（上皮成長因子受容体）」というものが過剰にあると、がん細胞の増殖が活発になるので、イレッサはこの受容体を邪魔することで、がん細胞の増殖を抑制します。

ただ、イレッサと言えば、訴訟が起きたことを覚えている人もいるでしょう。「手術ができない肺がん患者に有効で、副作用もほとんどない」という触れ込みで登場し、当初は「魔法の薬」ともてはやされ、実際に劇的に効いた例もあった一方で、重い副作用で亡くなった人も続出してしまったからです。

当時は、イレッサが「効く人」と「効かない人」の区別がわかっていませんでした。そのため、だれかれ構わずに使ってしまい、思ってもみなかった重い副作用が出たのです。

今では、「ＥＧＦＲ遺伝子」の変異がみられる患者さんのみに投与するように適応が限定され、イレッサを使うと平均2〜3年くらいは、がんを抑えられるようになりました。

葛城さんの場合は、もっと効果大でした。全身の骨転移がほぼ消えた（？）のです。大病院で余命2カ月と言われてから1年ほどたった頃、ある講演会でぱったり会った葛城さんは、すっかり元気になっていました。

「長尾せんせー」と呼びながら、駆《か》け寄ってきてくれました。

「そんな走らんでええよ、走ったらあかんって」

「いやいや、ぜーんぜん、大丈夫」

「先生、私が余命2カ月だと大病院で言われたとき、先生もそう信じはったやろ。『葛城さん、私が在宅で看取りますから、安心してくださいね』って、手を握って言うてくれたもんねー。あれから、どのくらいたったん？」

葛城さんは、約8年間もイレッサを飲み続けて、特に副作用もありませんでした。ただ、最初はよく効いていた薬も、どこかでがん細胞が耐性《たいせい》を獲得してしまうため、一生効き続けるわけではありません。

でも、葛城さんにとって二度目の人生ともいうべきこの8年間は、とても大きな意味があったでしょうし、もしイレッサという抗がん剤がなければなかった時間だろうと思います。

科学は確実に進歩しているので、昔の医療では「絶対に助からない」と言われていた人が、予想よりはるかに長く生きられたり、がんがほぼ消えたりすることもあります。

誰のもとにも奇跡が起こるわけではありませんが、葛城さんのような「大当たりの宝くじ」も現実にあるので、そのチャンスを奪ってはいけないと思っています。

それともう一つ、1章でも書きましたが、医者が告げる余命というのは、あまりあてにならないものなのです。

3章

「どうすればいいか」を考えるために

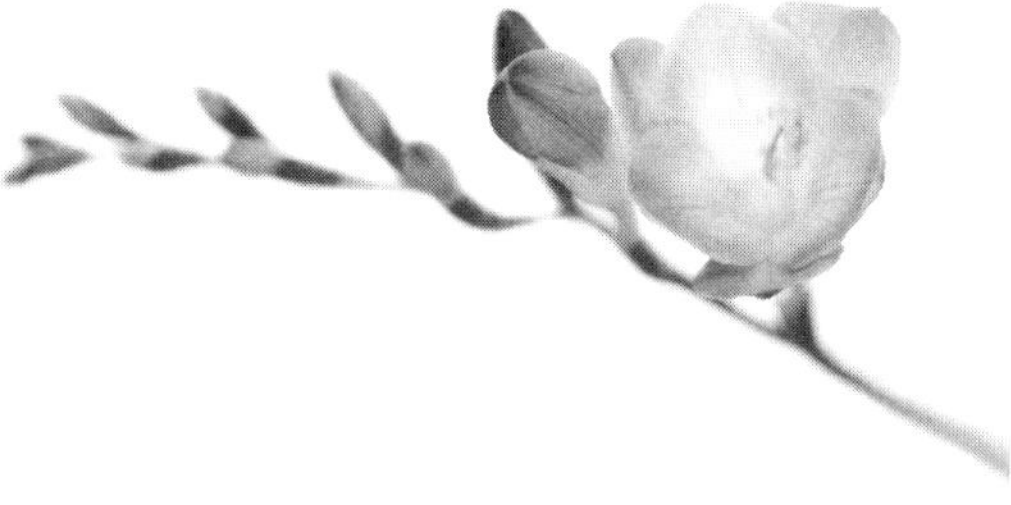

医療のいいとこどりって、
できますか？

「がんがある」と言われれば、「早くがんをとらな！」と焦る一方で、巷《ちまた》には、「がん治療に殺される」「医者にはかからないほうがいい」といった情報が溢れています。本屋さんに行けば、そうしたタイトルの本が嫌でも目に入ります。

「がん」と言われて、ただでさえパニックになっているのに、がんも怖ければ、治療も怖い……とますますパニックになってしまうのではないでしょうか。

私はいつも、

「医療のいいとこどりをめざしてね」

と、患者さんに言っています。

「そんなこと言われても、ようわからんわ」

と思うかもしれませんが、どんな治療にも必ずメリットとデメリットの両方があります。手術は体に大きな負担をかけますし、薬には大なり小なり副作用があります。

でも、デメリットを上回るメリットが期待できるときは、治療を行うわけです。

ただし、その治療が、メリットのほうが大きいのか、デメリットのほうが大きいの

かは、人によって変わります。だから、〝自分にとってのいいとこどり〟をめざさなければいけません。

極端なことを言うならば、もしもその人が心の底から〝放置療法〟に納得しているのなら、たとえ若くても、その人にとってはいい方法と言えるのではないでしょうか。

絶対的に、誰にとっても良いがん治療というものは存在しません。その上でいいとこどりをめざすには、たくさんの情報を集めて自分の頭で考えることが大切です。時代とともに医療技術も、治療に対する考え方も変わってくるので、新しい情報を集めなければいけません。

その際、一冊の本、ひとりの著者の本では不十分です。

私も含め、医者が書いたがんの本がたくさん出ていますが、一冊の本を読んでも、わかるのはあくまで〝その医者〟がすすめる方法です。

たとえば、免疫療法の専門家が書いた本を読めば、

「免疫療法ですべて治るんじゃないか」

と思うかもしれません。

あるいは抗がん剤の専門家が書いた本を読んだら、

「**抗がん剤って、すごい進んでるんだな。抗がん剤で、がんが治る時代なんだな！**」

と驚くでしょう。でも、残念ながら、あなたのがんに当てはまるかどうかは、また別の話です。

いいことばかり、悪いことばかりではなく、いいことも悪いこともあるのが医療なので、本に書かれていること、テレビで医者が喋ったことを鵜呑《うの》みにするのではなく、「ほんと？」と疑う視点もつねに持ってください。そのためにも多くの情報を持つことが大事なのです。

がん治療に絶対的な正解などなく、つねに選択の連続です。メリットとデメリットを天秤《てんびん》にかけながらの駆け引きになります。

後悔しないようにするには、医者任《まか》せではなく、自分もよく勉強して、わからないことはそのつど主治医や看護師さんに確認して、自分で治療の主導権、選択権を持たなければいけません。そんな賢《かしこ》い患者さんになってほしいと願います。

「このお医者さんの言うことなら」
と信じられる先生を探したいんですが、
そんな先生、どこにいるの？

検査でがんが見つかったら、次に考えるべきは、「どこで治療を受けるか」です。最初に行く病院選びはとても大事なので、「ここならすべてを任せられる」と、自分自身が心から納得のできる病院、医者を選んでほしいと思います。

「先生が紹介してくれはるところなら、信用できます」

とおっしゃる患者さんもおられるのですが、病院選び、医者選びは結婚相手を選ぶようなものです。どんなに他人が「いい」と思っても、本人が「ここなら」と安心できなければ、いい病院、いい医者とは言えません。だから、大変かもしれませんが、ぜひ自分でも調べてください。

そのときに、書籍や雑誌の「病院ランキング」を参考にする人もいるでしょう。それも一つの情報源ではあります。

ただ、どんなに立派な大病院でも、手術を執刀するのは、一人の医者です。結局は、主治医となるその人のことを信用できるかどうか、に尽きます。

では、テレビや雑誌で「〇〇がん治療の名医」と紹介されている医者はどうかというと、これも鵜呑みにせずに、参考程度にとどめておいたほうがいいでしょう。「名医図鑑」のようなものに紹介されているのは、スポーツで言えば、プレイヤーではなく、監督やコーチクラスのことが多いです。

実際に手術を執刀しているのは、それなりに経験を積んで、かつ体力も気力もある30代、40代が多いのですが、彼らは病院内のヒエラルキーではまだ中堅クラスです。そのため、上の人たちをさしおいて、「名医」として載《の》るわけにはいきません。

だから、「名医」として紹介されているのは、実際にバリバリ手術をしている医者たちの上司、つまり今ではほとんど手術をしなくなった医者であることが多いのです。

「そんなこと言われても、だったら、どうやって探せばいいの？」

そうお思いかもしれません。

私は、同病の患者さんや近所の人から聞いた生の情報がいちばん的確だと思います。

おそらく身近な友人・知人のなかにも、がんを患った方がいるでしょう。そうした方に聞いてみるのも一つの方法です。また、今では全国各地にがんの患者会があり、リアルな情報が集まっています。近くのがん患者会を探して、連絡を取ってみるのもいいと思います。

もちろん、かかりつけ医にも相談してください。

そのほか、意外なところでは、**タクシーの運転手さんも、情報通です。密室だからか、タクシーでは地元の人もぽろっと本音を漏《も》らしてしまうのでしょう。「○○病院って、評判どうでしょう?」と聞いてみると、予想以上に的確な情報を得られます。**

こうしたリアルな情報を集めて選んでも、診察室で話したときに、「なんだか信用できない」と思ったら、医者をチェンジしてかまいません。

たとえば、自分の質問に対してちゃんと答えてくれないとか、不安に思っていることを伝えても、

「私のことが信用できないのか」

と一蹴《いっしゅう》されてしまうなど、主治医に対して安心できなければ、うまくいく治療もうまくいかなくなります。

良いことばかり言う医者も、大事な命を預けるには心配です。

がん医療に限らず、医療に「100%安全、100%大丈夫」ということはありえません。それなのに、良いことしか言わない医者は、あまり信用できないかも。

「この先生は合わない」

「信用できない」

と思ったら、思い切って、医者を替えたほうがいいと思います。

ただし、治療が始まってから病院を替えるのは、時間のロスも大きくなりますし、治療の連続性という点でも不利になります。

「手術はA病院で行って、その後の抗がん剤治療はB病院で」というのも、あまりおすすめしません。もし術後の抗がん剤治療も必要になりそうなら、そこまで考えて病院を選んだほうがいいでしょう。

がんは、初回治療がとにかく大事です。

初回治療が、その後の運命をほぼ決めてしまうので、初回の病院選び、医者選びは慎重に、後悔のないように行ってください。

手術は、どんな方法を選べばいいんでしょう？

手術は、できる限りがんを取り除くための治療です。手術には、お腹にメスを入れて行う開腹手術（または開胸手術）と、小さな穴を開けて、そこから内視鏡や手術器具を入れて行う腹腔鏡《ふくくうきょう》手術（または胸腔鏡手術）の、大きく分けて二通りがあります。

腹腔鏡手術と聞くと、もしかしたら「危険」というイメージを持っている人もいるかもしれません。群馬大病院や千葉県がんセンターで、腹腔鏡手術を受けた患者さんが相次いで亡くなった事件が、多くの人に「腹腔鏡手術は怖い」というイメージを与えてしまったのではないかなと思います。

医者のなかにも、「腹腔鏡手術は総じて危険だ」と考えている人もいるようです。

でも、実際は逆です。いろいろな手術が開腹から腹腔鏡手術に時代とともに変わってきているのは、腹腔鏡手術のほうが、傷も痛みも小さくてすみ、回復にかかる期間も短くてすむことに加えて、より安全にできることが多くなっているからです。

開腹手術のほうが得意な医者は、「大きく切ったほうが、視野が広くて安全」と言います。でも、腹腔鏡手術では、手術時間はどうしても長くなりがちですが、体の中に入れた内視鏡で撮った映像をリアルタイムにモニターに映し出して、拡大された映像を見ながら手術を行うので、実は直接目で見るよりも、細かい血管や神経がよく見えるのです。

さらに、通常の腹腔鏡手術では2次元の画像を見ながら手術を行いますが、奥行きのある3次元画像を見ながら行うのが、「ダヴィンチ・システム」という手術支援ロボットを使ったロボット手術です。

群馬大病院や千葉県がんセンター事件で「先進的な手術は危険」という印象を持ってしまった人は少なくないと思いますが、手術の方法が危険だったのではなく、未熟な医者が執刀したから危険だったのです。

下手な医者が行えば腹腔鏡手術だろうと、開腹手術だろうと結果は悪くなりますから、医者選びは慎重にしなければいけません。

今、大腸がん、胃がん、肺がん、前立腺がん、子宮体がんでは、腹腔鏡手術・胸腔鏡手術が保険適用されています。つまり、安全性が認められて、標準治療になってきているということです。

なかでも、大腸がんや胃がんでは、腹腔鏡手術のほうが主流になりつつあります。

でも、ほんの10年前までは、違いました。早期の大腸がんや胃がんでも、お腹を大きく切って手術をすることが普通でした。研修医時代を思い出すと――30年も前の話ですが――、胆石の手術でさえ、お腹を大きく切って行っていました。

今では、胆石の手術を開腹で行うところなんてありません。それどころか、「単孔式」と言って、おへそを小さく切開して、1カ所の穴だけで手術を行う方法も普及しています。この1カ所の穴だけで行う「単孔式腹腔鏡手術」は、大腸がんでも行われるようになっています。

医療の常識は、時代とともに変わっていくものです。たった10年、20年前には普通に行われていたことが、今では非常識になっていることも多々あります。

試行錯誤を続けながらも、より安全に、より体への負担を小さく……と進歩しているのが医療なので、その恩恵にあずかることができるよう、極論に惑《まど》わされることなく、新しい医療の常識を勉強していただきたいと思います。

手術でとりきれないがんがあると聞くと、
たまらなく不安になります…

「万が一、手術でがんをすべてとりきれなかったら、抗がん剤と放射線治療を……」

手術の前には、いろいろな説明があります。「万が一」とついていても、ネガティブなことを聞くと、怖くなるかもしれません。

でも、怖がらせるわけではありませんが、手術に「絶対」はありません。失敗しようと思って執刀する医者はいませんが、何らかの条件が重なったときに失敗は起こります。逆に、手術が成功するというのも、良い条件が重ならなければ起こらない、ある意味、奇跡です。

手術は、もちろんメリットがあるから行うのですが、メリットは、リスクと引き換《か》えにしか得ることはできません。こう書くと、ますます怖くなるかもしれませんが、リスクを怖がって手術をしなければ、体内で大きくなったり、転移したりするがんをそのままにするということですから、それもリスクがあります。

だから、どちらにしてもリスクはある。であれば、失敗しても仕方がないと思えるほど信用できる医者を探し、運命を託《たく》すしかありません。結局、また医者選びの話になってしまいますが、リスクをゼロに近づけるには、それがいちばん大事なのです。

抗がん剤、できればやりたくない…
やるか、
やらないか、
どうやって決めればいい？

「抗がん剤だけは、絶対イヤや」

そうおっしゃる患者さんは、珍しくありません。身近な人ががんを患ったときに、抗がん剤の副作用に苦しめられたのを見ていたからという人もいます。

かく言う私も、以前は、

「もしも自分ががんになっても、抗がん剤はやらんやろな」

と思っていました。

でも今は、

「自分のがんに効く確率が高い抗がん剤があれば、試してみたい」

と漠然《ばくぜん》と思うようになりました。

なぜ考えが変わってきたかというと、ひとえに、医学が進歩するのに伴《ともな》って抗がん剤も大きく進歩したからです。どう進歩したのかは次の項にゆずるとして、ここでは、抗がん剤治療の考え方として大切なことをお伝えしたいと思います。

「抗がん剤をやるか、やらないか」で悩んでいる患者さんには、いつも、

「やってみて、うまくいかなかったらすぐにやめるという選択肢もあるで」

と伝えています。

「つらくなったら、自分から『やめたい』と言えばいいんやから」

と言うと、患者さんは、

「え？」

と、目をまんまるにして、

「自分から『やめたい』って言ってもええの？」

と驚かれます。そして、

「だったら、試してみてもええかな」

と言う患者さんもいます。いつまで続くのかわからなければ怖いものの、「いつで

もやめられる」と知ると、ちょっと気持ちが軽くなるようです。

一度始まった治療は、そう簡単には終わらない

——そう思い込んでいる患者さんは多いものです。少しでも長く生きていてほしいと願う家族が、「治療を一日でも長く続けてほしい」と、患者さんに、知らず知らずのうちにプレッシャーをかけてしまっている場合もあります。

また、治療をやめるべきときには医者が言ってくれるのだろうと思って、体力も気力も落ちているのに、ずるずると抗がん剤治療を続けてしまうこともあります。

私は、抗がん剤治療については、「やるか、やらないか」よりも、「やめどき」が大事だと考えています。やめどきを間違えると、つらいだけではなく、延命のために行っているはずの治療が、逆に命を縮めることにもなりかねません。

そして、「いつがやめどきか」は、その人の気力と体力、価値観次第なので、一概には言えませんが、やめどきを考えるタイミングとしては、次のようなときがあります。

①抗がん剤をはじめて2週間後
　まずこの時点で、薬が合っているかどうかを考える
②体重が極端に減って体力が落ちたとき
　体重が15％落ちたら、ひとつのやめどき
③最初の抗がん剤では期待した効果が得られず、別の抗がん剤の併用をすすめられたとき
④「腫瘍《しゅよう》マーカーは下がらないが、できるところまで抗がん剤をやりましょう」と、主治医に言われたとき
⑤がんが再発したとき
⑥うつ状態におちいったとき

⑦具合が悪くなって、一度治療を休んだら楽になったとき

⑧三つ目の抗がん剤をすすめられたとき

ほかにも、主治医とも相談し、自分でも自分のがんのことや抗がん剤のことを調べた上で、迷った挙句に「最初からやらない」という選択肢もあります。

逆に、最期まで治療をすることが自分らしい生き方だと考えて「最期までやる」という選択肢もありえます。

くり返しになりますが、抗がん剤治療を「やるか、やらないか」で迷ったときには、途中でやめることもできるし、やめどきがあるということも、ぜひ心にとめておいてください。

抗がん剤って、
本当に進化してるんですか？

抗がん剤を嫌っていた20～30年前の私が、「がんになってしまったら、自分のがんに効きそうな抗がん剤があれば、試してみよかな」と思うようになったほど、抗がん剤のイメージを大きく変えたのが、「分子標的薬」でした。

昔ながらの抗がん剤は、がん細胞だけではなく、正常な細胞まで攻撃をしていたので、いろいろな副作用が伴いました。勤務医時代には、強い吐き気、食欲不振でやせ細っていく患者さんをたくさん見て、「抗がん剤は患者さんを苦しめるものだ」と思っていました。

だから、嫌いだったのです。

でも、新しく登場した分子標的薬は、がん細胞だけが持っている目印をターゲットに、ピンポイントで攻撃をしかけます。その分、副作用が少ないといわれています。

ただ、副作用がまったくないわけではありません。皮膚に炎症や湿疹《しっしん》、かゆみが出るなど、今までの抗がん剤には見られなかった特徴的な副作用が出ることもありますが、重い副作用や効果の有無については、遺伝子検査をすることで事前に判定することができるようになりつつあります。

このことは、「当たり外れが大きい治療」だった従来の抗がん剤に比べると、大きな進歩です。

たとえば、乳がんに使われる「ハーセプチン」という分子標的薬は、がん細胞にある「HER2」というたんぱく質を狙《ねら》ったもので、事前の遺伝子検査でこのたんぱく質が過剰にある人（HER2陽性の人）のみに使われます。

大当たりがあった一方で、重い間質性肺炎などの副作用を起こすこともあり、訴訟にまでなった「イレッサ」は、「EGFR」という分子の働きを阻害するものなので、今ではEGFR陽性の人のみに投与されるようになり、副作用のリスクが減りました。

効くかもしれないけれど、効かないかもしれない。効かないだけではなく、副作用が大きいかもしれない

――そんな博打《ばくち》のような存在だった抗がん剤が、分子標的薬の登場と、治療前の遺伝子検査で、ずいぶん変わりつつあります。

今、日本では40種類ほどの分子標的薬が保険適用になり、日常的に治療に使われています。さらに、分子標的薬のなかでも治療成績が格段に優《すぐ》れた、第2世代の分子標的薬も登場しています。

たとえば、がん細胞を増殖させる「ALK」という受容体をピンポイントで攻撃する「ザーコリ」という分子標的薬は、非小細胞肺がんに使われ、治療後にがん細胞が縮小・消滅した人の割合（「奏効率」と言います）は、6割に達すると言われています。

さらに、同じくALKを攻撃する「アレセンサ」という分子標的薬の奏効率は、なんと93・5％です。

もう一つ、最近注目されている抗がん剤があります。「免疫チェックポイント阻害薬」と呼ばれるものです。

がんは、体の免疫と天秤《てんびん》関係にあります。免疫力が、がんの自分勝手なふるまいを抑制しているうちは、がんの勢いを抑《おさ》えることができます。

ところが、ある程度成長したがん細胞は、免疫細胞からの攻撃をかわすために、「PD‐L1」という分子を出して、免疫細胞が持つ「PD‐1」という分子と結びつき、免疫細胞の働きにブレーキをかけていることがわかってきました。

その結びつきを断ち切って、免疫細胞のがん細胞に対する攻撃スイッチをオフからオンに戻すのが、免疫チェックポイント阻害薬です。

つまり、免疫力を高めることで、間接的にがん細胞を攻撃しようという分子標的薬なのです。現在は、悪性黒色腫という皮膚がんの一種にのみ承認されていますが、肺がんや腎細胞がん、胃がん、頭頸部《とうけい》がんなどへの適応拡大が検討されています。

このように抗がん剤は進化しています。

すべてのがんに対応する分子標的薬があるわけではないので、どんながんでも恩恵を受けられるわけではありませんが、抗がん剤治療の選択肢が広がっているということは、知っておいて損はありません。

ただし、オプジーボという免疫チェックポイント阻害薬は、1年間の薬剤費が3千5百万円もかかるので、誰がそれを負担するのかという命題について、みんなで考えないといけないことも知っておいてください。医療の進歩で日本がつぶれてはいけませんから。

がんの治療で通院中に、かぜを引きました。
抗がん剤の副作用でご飯が食べられません。
病院に行くべきでしょうか？

がんの治療で大病院に通院中、かぜを引いたら？

心臓病や糖尿病などの持病があったら？


主治医にすべてを相談できて、主治医が即座に対応してくれたら安心かもしれませんが、主治医が毎日外来に来ているわけではありません。また、限られた診察時間では相談できないこと、遠慮して訊《き》けないこともあると思います。

そういうときには、近所のかかりつけ医をうまく使ってください。


「がんの治療で病院に通院している間も、他の医師にかかっていいのかな？」

そう気にされる患者さんもいますが、もちろん問題ありません。がんの専門医とかかりつけ医は、患者さんが思っている以上に、ふだんから情報交換をしています。


それに、大きな病院は手術や診療で多忙です。

もし、

「大きな病院にかかるほどではないかな」と思ったら、まずはかかりつけ医に診てもらったほうが、ゆっくり話を聞いてもらえて良いでしょう。

抗がん剤の副作用がしんどいときにも、近所のかかりつけ医は心強い味方になります。

最近では、抗がん剤や放射線は、入院ではなく、通院で行うことが増えました。だから、多くの患者さんは、抗がん剤治療や放射線治療を行いながら、仕事に行ったり、普通の生活を続けています。

でも、一昔前に比べれば副作用は軽くなったとはいえ、抗がん剤にはやっぱり大なり小なりいろいろと副作用が伴うものです。

副作用には大きく2種類あります。

ひとつは、食欲不振や口内炎、発疹、吐き気、下痢、脱毛といった「自分で感じる副作用」。

もうひとつが、白血球やヘモグロビン、血小板の減少、肝機能の数値の上昇などの「自覚症状はなく、検査でわかる副作用」です。


このうち、より怖いのが後者です。2週間に1度など、病院で血液検査を行うと思います。それは、こうした自覚症状の伴わない副作用を見つけるためです。

ただ、患者さんにとってつらいのは、

「食欲がない」

「口内炎ができる」

「下痢が続く」

といった副作用ではないでしょうか。


「このくらいなら、がまんするしかないのか…」

「受診の予定がない日に、わざわざ病院に行くほどではないしな…」

と、ひとりでがまんしている患者さんもいるかもしれません。

でも、副作用がしんどいときには、主治医の診断日までがまんするのではなく、近くのかかりつけ医を頼ってください。

患者さんは、治療だけに専念できるわけではないでしょう。わざわざ遠くの病院にタクシーや電車で行くのは、時間も労力もかかります。それより近くのかかりつけ医に対応してもらったほうが便利なことは多いでしょう。


かかりつけ医は、ボクシングで言えば、「セコンド」のような存在です。患者さんの〝全体〟を見て、その人の暮らしも含めて支えるのが、かかりつけ医の役割。長くかかっている医者であれば、それまでの人生の物語も知っているので、より良き相談相手になってくれるでしょう。

一方、病院の専門医が得意なのは、「治す治療」です。悪い〝部分〟を診て、治すのが得意な専門家なのです。

がんの治療では、体力、免疫力を維持することがとても大切です。全身状態が悪ければ、治療を続けることもできませんし、治療の結果にもおおいにかかわります。

専門医の「治す治療」と、かかりつけ医の「支える治療」——二人の主治医に「二股《ふたまた》をかける」のが、賢い医療の使い方だと思います。

友人から「がんに効く」という
サプリメントをすすめられました。
本当に効くんでしょうか？

がんと聞いたとたんに、慌てて健康食品やサプリメントを探す患者さんは多いです。親しい友人や家族、親せきから、「『がんに効く』って聞いたから」ともらったという患者さんも多く、

「先生、これ知っとる？　ほんまに効くんかな？」

などと、相談されることもしばしばあります。

知り合いの弁護士さんは、奥さんががんになったときに、ある漢方医に診てもらったら、「がんが治る漢方があるから」と、2千万円もするものをすすめられたと、私のところに相談に来ました。はたから聞けば、「それ、詐欺やないか」と笑ってしまうような話でも、本人は、

「借金して買おうと思うんやけど、どう思う？」

と、いたって真剣でした。

ふだんは冷静な人でも、大切な人が突然「がん」だと言われたら、特に厳しいがんであることがわかったら、混乱してしまうのでしょう。まさに、藁《わら》にもすがりたくな

る思いなのだと思います。

本当にがんを治す効果があるのなら、製薬会社がほっとかないでしょう。莫大な予算を使って、薬を開発して売るはずです。

そうはなっていないということは、薬になるほどの効果がないから、栄養補助食品という枠内で売られているのではないでしょうか。

薬も、効くか効かないか、どのくらい効くかは、個人差が大きいものですが、健康食品やサプリメントの「効く、効かない」はその比ではありません。

免疫療法も、「先生、どう思う?」と、がん患者さんから相談されることが多いです。

免疫療法とは、患者さん自身の血液を採って、培養《ばいよう》して、免疫細胞の数を増やして患者さんに戻すという治療法です。健康保険は使えないので、全額自費になります。

免疫力が大事ということには私も同感ですが、従来からの免疫療法に対しては、正直なところ半信半疑です。

否定はしませんが、肯定《こうてい》もしません。

なぜなら、過去に免疫療法を行ったことがあるという患者さん、免疫療法を実施中という患者さんを、これまでに何十人か診たことがありますが、「明らかに効いた」と感じた患者さんには、まだ一人も出会っていないからです。

免疫療法にしても、健康食品やサプリメントにしても、患者さんから、その是非《ぜひ》を問われたら、

「お金に余裕があるのであれば、試してみてもいいんやない？」

と答えています。希望を持つことは大切で、何よりの薬になるかもしれません。お守りと同じようなもので、プラセボ効果もあるでしょう。

でも、家計がひっ迫するようなら、かえって心配事を増やすだけなので、賛成できません。医薬品とは違って、規制が緩《ゆる》いため、自費で行うがん治療や健康食品、サプリメントのなかには、とんでもない値段のものもあるのです。

お金にゆとりがあるのなら、一度気になるものを試してみるのもいいでしょう。試

してみて、「なんだか調子がいいな」と素直に感じ、心が休まるようであれば、家計の負担にならない範囲で続けてみたらいいと思います。

ただし、くり返しになりますが、体にも心にもお財布にも負担にならない範囲で、です。

4章

〝近藤誠本〟は80歳以上の人にはぴったりです

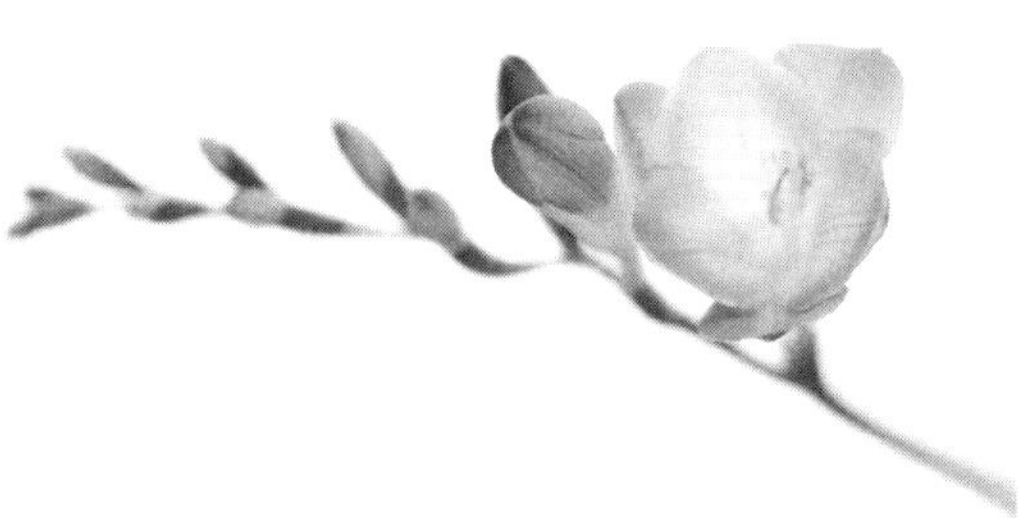

正しいんですか？
間違ってるんですか？

「あなたのがんは95％〝もどき〟です。だから、ほっときなさい。医者にも行かず、検査も受けず、ほっときなさい。

もし、5％の〝本物のがん〟だったら、何をしてもダメなんです。治療したら寿命がぐっと縮まりますし、苦しむだけです」

これは、ある患者さんが、近藤誠氏のセカンドオピニオン外来で言われた言葉です。がんについて勉強しようと思って本屋さんに行くと、まず目にとまってしまうのが、元・慶應義塾大学の近藤誠氏の著書ではないでしょうか。

2012年に発売されてミリオンセラーになった『医者に殺されない47の心得』は、今でも、本屋さんの健康コーナーの目立つところに置いてあります。

冒頭の言葉を言われたという患者さんも、がんが見つかったことをきっかけに近藤氏の本を読み、

「まずは近藤先生に話を聞きたい！」

と、新幹線に乗って行ったそうです。そして、正味10分間・3万2千円の面談で言われたのが、冒頭のとおりでした。


がんは、放っておいても悪さをしない〝がんもどき〟か、治療したところで意味がない〝本物のがん〟の2通りで、いずれにしても治療は意味がない――という、近藤氏の著書に書かれているのと同じことを言われたと、その患者さんはおっしゃっていました。


私はセカンドオピニオン外来を行っているわけではありませんが、私のクリニックには、近藤氏のセカンドオピニオン外来を受けた後で、

「近藤先生には『治療はするな』と言われたんやけど、やっぱり不安やねん」

「結局のところ、私のがんはどうすればいいんやろか？」

などと、相談にいらっしゃる患者さんがいます。

なかには、

「かえって混乱しただけやった」

と、泣きながら怒っていた患者さんもいました。

近藤氏の著書を読むと、おおむね正しいこと、明らかに間違っていること、未知のことが混在しています。混ざっているからこそ、一般の方は、

「近藤先生の言ってることは全部正しいんやろか？　間違ってるんやろか？」

と、混乱してしまうのでしょうか。

近藤氏の主張のなかには、私も同感する部分があります。どこは正しくて、どこは間違っているのかという検証は、『長尾先生、「近藤誠理論」のどこが間違っているのですか？』（ブックマン社　２０１５年）という本に書いたので、ここで詳しくは書きません。

ただ、声を大にして伝えたいのは、ひとつです。近藤氏の理論の核になっている「が

んは、〝がんもどき〟と〝本物のがん〟の2種類しかない」という主張は間違っているということです。

がんは、単純にたった2種類に分けられるようなものではありません。たしかに、放っておいてもあまり進行しないがん、つまり〝がんもどき〟という比喩《ひゆ》がぴったりながんもあります。甲状腺がんや前立腺がんなどが、その代表です。

一方で、初期の段階からあちこちに転移しているがん、つまり近藤氏の言う〝本物のがん〟に近いがんもあります。食道がんやすい臓《ぞう》がんに多いですね。

ただし、どちらとも言えない、両者の間のがんがいくらでもあるのです。見つかったときには転移していなくても、そのままにしておいたら、転移して、ゆくゆくは命を奪うがんも、もちろんあります。

いちばんもったいないのは、働きざかりの人が、治療を受ければ十分助かる見込みが高いがんを、放置してしまうことです。

実際、せっかく早期で見つかったのに、近藤氏の本に感化されて治療を受けずにいたら、その後、がんが転移してしまい、

「最初に見つかったときに、手術を受けておけばよかった」

と、後から悔やんでいた患者さんもいました。その結果、旅立たれて、悲しみに打ちひしがれたご家族からお手紙をいただいたこともあります。

「がんには、〝がんもどき〟と〝本物のがん〟しかない。だから治療は不要」という近藤氏の話は、シンプルでわかりやすく感じるかもしれませんが、無理矢理に単純化しているだけで、2元論、極論です。女優の川島なお美さんも『カーテンコール』という、亡くなる直前に書き上げた著書のなかではっきりと、そう述べています。

若い人は、どうか2元論、極論に惑《まど》わされすぎないようにしてください。

近藤先生の本を読んでるうちに、
手術が怖くなりました

「先生、私はがんを治療せずに放置します」

検査でがんが見つかった患者さんに、そう宣言されることがあります。理由をたずねると、たいてい出てくるのが、

「近藤誠先生の本に……」

という話です。

「放置したい」

とおっしゃる患者さんが、まず理由に挙《あ》げるのは、

「〝本物のがん〟でも〝がんもどき〟でも、いずれにしても治療は意味がないと、本に書かれていました」

でも、そもそも「がんもどき理論」が間違っていることは、すでに説明したとおりです。

「がんは、〝本物のがん〟と〝がんもどき〟の2種類しかない」という前提が間違っ

ているのですから、「すべてのがんは放置したほうがいい」という結論も、当然、誤りです。

たしかに、放置したほうが得ながんも、いくらでもあります。症状がない段階で見つかった甲状腺がんや前立腺がんのように、ゆっくりのんびり進行していくがんは、放置というより、経過を観察していくことが、一般的な治療として行われています。

でも、こうした一部のがん以外で、働きざかりの人で、せっかく早期に見つかって、手術をすれば助かる見込みが高いのに手術を受けないのは、非常にもったいないことです。

ただ、患者さんにとって悩ましいのは、がんの確定診断がつかないときではないでしょうか。

女優の川島なお美さんも、PET検診で最初にがんが見つかったとき、がんが強く疑われるものの、良性か悪性か、はっきりしなかったそうです。だからこそ半年間、手術を受けるかどうか迷われたのでしょう。

がんである可能性は高いけれども、もしかしたら良性かもしれない。もし良性だったら、必要のない手術をすることになる。しかし、がんであれば早めに手術をしたほうがいい

――そういうはっきりとしない状況では、手術は一種の賭《か》けです。手術を受けるかどうか、悩まれる気持ちはよくわかります。

がんの確定診断とは、がん細胞の存在を証明することですが、その方法はがんの種類によって異なります。

たとえば、胃がんでは、内視鏡で胃の組織を採《と》って（生検のこと）、顕微鏡で見て、良性か悪性か判断します。これを「組織診」と言います。

一方、乳がんでは、しこりを細い針で刺し、その先についた細胞を顕微鏡で見る「細胞診」、太めの針を刺して組織を採って顕微鏡で見る「組織診」の両方があります。

ところが、川島さんのような胆管《たんかん》がんでは、組織診も細胞診も難しいことが多いの

です。そのほか、すい臓や肺、腎臓《じんぞう》なども、組織や細胞を直接取りにくいので、CTやMRI、血管造影《ぞうえい》などの画像で、良性、悪性を判断することになりますが、悩ましいケースがときどきあります。

川島さんは、「がんの疑いあり」という、結論の出ない段階では、手術には踏み切れなかったのでしょう。半年後に腫瘍が大きくなったことを受けて、「やはりがんなのだろう」と覚悟して手術されました。

どんなに検査をしても、がん細胞の存在が証明されず、白黒つかない悩ましいケースは、少なからずあります。100%正しい診断というのは、残念ながら、難しいのです。

「9割9分、がんでしょう」と言われて手術に踏み切ったのに、実際に取ったものを後から調べたら、がんではなかったということも、ときどきですが、あります。患者さんにとっては、とんでもない話だと思います。

でも、世の中に「100％確実なこと」というのは、どれだけあるでしょうか。ほとんどありませんよね。

医療においても100％はありません。

だからこそ、主治医はさまざまな可能性を考えて、歯切れの悪い話し方になることがあるのです。

患者さんとちゃんと向き合う医者ほど、断定口調では話さない、話せないのだと思います。

白黒つかない悩ましいケースでは、最大限に情報を集めた上で、最終的には自分で考えて、決断するしかないのです。

近藤誠先生の本を読んでると、
ちょっと気が楽になります。
それって、危険でしょうか？

患者さんのなかには、近藤氏の本に赤線を引いたり付箋《ふせん》を貼って読み込んでいながら、手術、抗がん剤、放射線という標準治療を受けている人もいます。よくよく話を聞くと、近藤氏の本は、人によっては心を軽くする効果があるようです。

誰でも手術は怖いし、抗がん剤も怖い。そんなときに「手術も抗がん剤も受けんでええよ」と、甘くささやいてくれるので、ちょっと気が楽になるそうです。

がんの治療医（外科医や抗がん剤専門医）のなかには、「闘え、闘え」一辺倒の人もいます。それだけでは、患者さんは疲れてしまうでしょう。気持ちが疲れたときに、気休めとして読む分には、近藤氏の本はいいんじゃないかなと思います。

「どんながんも〝放置がいい〟と主張する近藤氏と、どんながんも〝治療しましょう〟とすすめる、がん専門医。その両方を知ることで、自分のがんがどんな状態なのか、客観的に把握できて、自分が納得する治療法を考えることができました」

と話してくれた患者さんもいました。「こういう意見もあるのか」と冷静に読める人にとっては、極論を知っておくことも有用なのかなと感じます。ただ、近藤氏の本のみで、がんの勉強をすると、かなり偏《かたよ》った情報になるので、お気をつけください。

がんセンターに行くと、
やっぱり実験台にされちゃうんでしょうか？

「主治医から、『あなたのがんは、選択肢があまりなく、治験薬《ちけんやく》に期待するしかない』って言われて、その抗がん剤治療を受けたんやけど、結局、『これ以上続けても効果は期待できない』と、中止になりましたんや。突然『中止や』言われても、どないしたらええの？　ほんまに、他に選択肢はないんやろか……」

治験とは、新しい薬を開発するために、効き目と副作用を確認する臨床試験のことです。治験薬を使うことを、「最新の薬を試せる」と思うか、「まだ薬として承認されていないものを使われる」と捉《とら》えるかは、考え方次第でしょう。

がん専門病院や大学病院では、常にいくつかの治験を抱えています。医療は、俯瞰《ふかん》的にみれば、試行錯誤の積み重ねです。なかでも、がん専門病院や大学病院は治験を進める使命があるので、患者さんは実験台になるという側面もあります。

治験薬を試したい人は、がん専門病院や大学病院に行けばいい。でも、実験台にはなりたくないという人は、それを拒否するか、そういう病院を選ばなければいいのです。

いずれにしても、医者の話だけではなく、自分でも勉強して、本当に他の選択肢はないのか、その治験はどういう内容なのか、しっかり調べてから選ぶことが大切です。

「過剰医療」をされてるんじゃないか？
と不安です。
どこまで自己主張していい？

要介護5の寝たきりで、認知症もあるおじいちゃんに進行がんが見つかったとき、とあるがん拠点病院の医者は、「抗がん剤治療をしましょう」と言いました。

医者じゃなくても、というより医者じゃないほうが、「寝たきりのおじいちゃんに、抗がん剤が耐えられるんやろか？」と驚かれるのではないでしょうか。それが、普通の感覚だと思います。

怒りを通り越してなかば呆《あき》れつつも、寝たきりで体力がすっかり衰えている高齢者にまで、抗がん剤でがんと闘うことをすすめる専門医から、「痛みをとって楽しく暮らすほうが、本人にとってどれだけ幸せか」について理解を得るのに、私はかなりの時間を要しました。

多くの医者は、「どうやって治療を行うか」と考えます。特に、抗がん剤の専門医は、「どうしたら、抗がん剤を続けられるか」と考え、最期の最期まで抗がん剤という手段にすがりがちです。

副作用でやせ細り、骨と皮だけのようになってしまったのに、「まだがんばれますよ」と大学病院の専門医に言われ、
「ほんまかいな、長尾先生、どうしたらええの？」
と、すっかり困惑された様子のご家族から相談を受けることも、よくあります。

治療の〝やめどき〟を提案してくれる医者は、残念ながらまだ少数派であると思っておいたほうがいいでしょう。だから、患者さんから言いださない限り、「がんと闘う治療」が延々と続く可能性があります。

大病院であるほど、「治療をやめたい」と言い出しにくい雰囲気があることもわかります。主治医に嫌われるんじゃないかと、気にされる患者さんは多いです。でも、自分の命のことなのだから、躊躇《ちゅうちょ》している場合ではありません。

自分のことをいちばんよく知っているのは自分自身。人生において何を第一に考えたいのか、生活において何を大切にしたいのか、体調はどうで、治療の副作用が生活

にどんな支障を与えているのか――。そうしたことは、患者さんが言ってくれなければ医者にはわかりません。

だから、伝える力も大切です。

抗がん剤だけではありません。そのほかの標準治療といわれるものについても、必ずしも治療をすることが得とは限りません。

たとえば、85歳の男性に、PSA検査（前立腺がんのスクリーニング検査）で前立腺がんが見つかることがありますが、平均寿命を考えると、もしがんがなかったとしても5年先、10年先まで生きているかはわからないわけです。

一方で、前立腺がんの5年生存率は9割を超えているわけですから、治療をしても放置をしてもあまり変わりません。

高齢者のおとなしいがんは、自覚症状がとくになく、生活上も支障がなければ、「放

置療法」が理に適《かな》っている場合も多いのです。

現代医療ではむしろ、過剰医療のほうが問題です。だから、がん検診も人間ドックも、80歳を超えたら受ける必要はないでしょう。

近藤誠氏も、最初は、医療の現場で多く見られる過剰医療に警鐘を鳴らしたかったのだろうと思います。亡くなるその日まで抗がん剤を打たれている患者さん、高齢でがんがなくてもあと何年生きられるかわからないような患者さんにまで手術・抗がん剤・放射線のフルコースをすすめる医者――。そうした現場をたくさん見てきて、怒りを感じていたのではないでしょうか。それは私も同じです。

近藤氏の本の帯《おび》に、もし、「80歳以上の人限定!」と書いてあれば、とても理に適っているし、過剰医療の存在を気づかせてくれる大事なメッセージになったのではないかと思います。

5章

心の持ち方で「第二の人生」はこんなに変わります

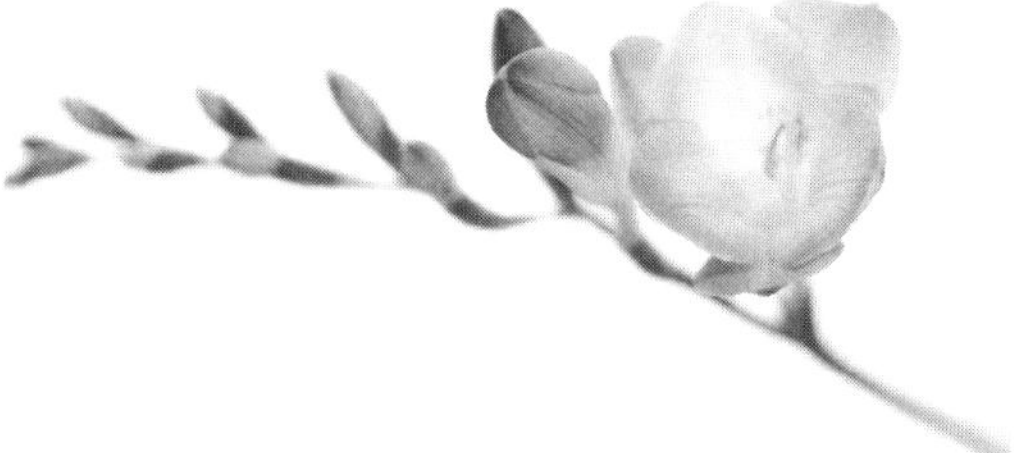

「まさか自分が…」という思いが
ぬぐえません

自分の体にがんがあるとわかった患者さんは、みなさん、

「なんで私が？」

と、おっしゃいます。二人に一人が一生のうちに一度はがんにかかると言われるくらいですから、がんが身近な病気になっていることは頭ではわかっていても、いざがんが見つかると、

「まさか自分が？」

「なんで自分が？」

と思わずにはいられないのです。

元プロレスラーでタレントの北斗晶《ほくとあきら》さんも、そのお一人でしょう。北斗さんは、がんが見つかったときの心境を、次のようにブログに綴《つづ》っています（2015年9月23日）。

「遺伝と聞いていた乳癌《がん》になぜ私がなったのか？　私の家族や身内には誰一人乳癌になった人はいないのに…（中略）
毎年恒例で秋頃には乳癌検査と婦人科検診を欠かさなかったのに。なぜ全摘出するまでの乳癌になってしまったのか？」

北斗さんもやっぱり、「なぜ？」「まさか」と驚かれたのです。そして、テレビでお姿を見ている一般の人たちも、

「え？　あの元気な北斗さんが？」

「誰よりも丈夫そうな北斗晶が？」

と、驚いたのではないでしょうか。


実は、北斗晶さんが乳がんになったという報道があってから、私のクリニックでは、乳がん検診の依頼が日頃の10倍くらいに増えました。他の医療機関でも同じ傾向にあ

るようです。「北斗晶さん」と「がん」があまりにも遠くかけ離れたイメージだからこそ、影響が大きかったのではないでしょうか。

私は偶然にも、乳がんが見つかる半年ほど前、テレビ番組の仕事で、北斗さんとご一緒しています。ＳＭＡＰの中居正広さんが司会の〝終活《しゅうかつ》〟に関する特番でした。

そのときには、まさか乳がんが見つかるとは思ってもいなかったでしょう。

その特番のなかで、ステージⅣの乳がんで抗がん剤治療を拒否している女性の日常生活を紹介したＶＴＲを見た北斗さんは、

「私だったら、乳がんが見つかっても治療せずに放置する！」

とおっしゃっていました。

でも、実際に乳がんがあることがわかったときには、「まさか自分が……」と驚き、不安に思いつつも、治療法をご自身でも調べ、主治医とも何度も相談し、納得して手術を選ばれたようです。

北斗さんのようにいつも元気な人だって、がんになることはあります。

北斗さんのように毎年がん検診を受けていても、がんが見つかってしまうことはあります。

北斗さんのように、家族に乳がん患者さんがいなくても、がんになることはいくらでもあります。乳がんは確かに遺伝性、家族性のものもありますが、乳がん全体の一部です。

ただ、乳がんになっても、治療で完治することのほうが多いのですし、完治が難しくても治療でかなりの延命ができることはあります。

もちろん、どちらも難しい場合もあるでしょう。

でも、がんになっても、ならなくても、いずれは死が待っています。それは、がんの人も、がんでない人も同じです。がんにならなくても、交通事故に遭《あ》うこともありますし、心筋梗塞《こうそく》や脳卒中など、がん以外の病気になることもあります。

今、生きていることが奇跡で、生と死は、誰にとっても紙一重に存在しています。

だから私たちは、与えられた寿命を生きられるだけ生きるしかありません。

「がんになったら終わり」では決してありません。

むしろ、人生の第一幕の終わりであり、「新たな人生の幕開け」と受け止めて上手に闘ったり、共存している人もたくさんおられます。

「がんと仲良く付き合う」
なんて言う人いるけど、
そんなことできるんですか？

がんに対する考え方には、二通りあると思います。

一つは、がん細胞を「敵」と捉《とら》えて、「倒せ、倒せ」と闘おうとする考え方。がんのイメージ療法では、がん細胞の周りを自分の免疫細胞がぐるりと囲んで、攻撃をしている様子をイメージするのですが、これはまさに西洋的な発想でしょう。

もう一つは、がんといかに仲良く付き合うかという考え方です。こちらは、和を尊ぶ東洋的な発想と言えるでしょう。私は、在宅医療で診ている患者さんで、積極的な治療は難しくなっている人には、がんのことを「まりもちゃん」と呼んで、「まりもちゃんといかに仲良く付き合うか」といった話をしています。

こうした二通りの考え方があり、どちらが正しいというわけではありません。ただ、「がんは敵だ」と、闘うことばかり考えていると、つらくなるときがあるのではないでしょうか。

日本人というのは、キリストの誕生日であるクリスマスを祝った直後、お正月には神社に初詣に行くという、とても寛容な国民です。だから、がんに対しても、あるときは「敵」と捉え、あるときは仲良く付き合う方法を考えるというふうに、寛容に考えてほしいと思います。

「がんは敵だから、倒さなあかん」という西洋的な考えに凝《こ》り固まって、かえってつらそうに見える患者さんには、

「敵とは限らへんよ。だって、自分の体からできたものやないか」

と言うと、一瞬、きょとんとされた後で、

「言われてみればそうやなー」

と、ちょっとだけ表情がやわらぎます。

がんというものを異物として捉《とら》えるのか、自分の体の中から生まれた仲間として捉えるのかは、非常に悩ましいところです。がんのなかには、肝臓がんの肝炎ウイルスや子宮頸《けい》がんのヒトパピローマウイルス、胃がんのピロリ菌など、外から入ってきたウイルスや細菌が原因のものも多くあります。ただ、それらは全体からみると少数派です。大半のがんは、遺伝子のミスコピーが原因です。

私たちの体は、60兆個もの細胞でできています。精子と卵子が結びついた1個の受精が細胞分裂を繰り返して、今に至っているわけです。そして、生きている限り、細胞は分裂を繰り返します。大半のがん細胞は、細胞が分裂するときに起こる遺伝子のミスコピーで生まれたものです。

つまり、がん細胞も、元をたどれば自分自身。しかも分裂を繰り返すことでミスコピーが起こる確率が上がるので、長く生きていれば、それだけがんが生まれる確率も高まるということです。そう考えると、がんができるのは、仕方のないことでしょう。

ですから、治療をがんばるときには「がんは敵」と捉えて、敵を退治することをイメージし、治療にちょっと疲れたときには、「がんも自分の体の中から生まれた仲間」もしくは「困った同居人」くらいに考えてみてはいかがでしょうか。

がんとの付き合いは長くなることが多いので、そのくらいの余裕を持っていたほうが結果も良くなると思います。

「笑い」は
がんにいいって、
本当ですか？

人間の体と心というのは、一般の人が想像している以上に、密接に関係しているものです。みなさんも、仕事や人間関係などでストレスをため込んでいるときに限って口内炎ができたり、帯状疱疹《たいじょうほうしん》が出たという経験、ありませんか？

がんも、ストレスと大いに関係があります。私は、帯状疱疹が出ると、「ひょっとしたらがんがあるんじゃ？」と疑います。なぜなら、ストレスのせいで免疫力が低下しているときには、がんができる確率が高まるからです。

がん細胞は、健康なときにも毎日生まれては、消えています。がん細胞が生まれていないか目を光らせて、そのつど叩いてくれているのが免疫細胞なので、免疫細胞の働きが低下している（＝免疫力が低下している）と、そのすきを狙って、がんが生まれてしまう。

ほがらかでいつもケラケラ笑っている人に比べて、いつも怒鳴り散らして怒っているような人、不平不満でいっぱいでいつも口をへの字に曲げているような人ほど、がんができやすいというのは、今までの経験上、確かなように感じます。

前項で、がんができる原因は、遺伝子のミスコピーだと書きましたが、ミスコピー

が起こる、そしてミスコピーが見逃される最大の原因が、実はストレスです。ストレスというのはありふれた言葉のように感じるでしょうが、軽視してはいけません。

たとえば、心筋梗塞の発作も、ストレスだけで起こることがあります。心臓CTで心臓の血管を見ると、動脈硬化のないきれいな血管でも、大きなストレスがドンとかかると、それだけで心筋梗塞を起こし、最悪の場合は亡くなることもあります。

心筋梗塞の原因は動脈硬化であり、動脈硬化は生活習慣病と言われますが、実は、比較的短期間の極度のストレスでも心筋梗塞が起こることはあるのです。

それほどストレスは怖い存在です。

がんになったということは、おそらくストレスが多かったのではないでしょうか。

がんになってからも、がんを極度に恐れたり、不安でいっぱいになったり、がんになったことを恨《うら》み続けていると、さらに免疫力が低下してしまいます。

だから、がんをきっかけに、「第二の人生」ではストレスが軽くなるような生活に変えていってほしいと思います。そのいいチャンスをもらったと考えてはいかがでしょうか。

「吉本新喜劇を見るとNK細胞が活性化する」というのは、有名な話です。笑うほど免疫力が上がるということもわかっています。

笑うことでがんが治るとまでは言えませんが、がんが小さくなった患者さんは、私もたくさん診てきました。

進行がんの患者さんで、抗がん剤もやめて、何も積極的な治療は行っていないのに、以前からやりたかった家庭菜園をはじめたところ、腫瘍マーカーの数値が4分の1にまで下がった人もいました。そんな予測できないことも現実に起こっています。

「奇跡を起こしましょう」と言っているわけではありません。ただ、がんは、その人の免疫状態と常に天秤関係にあるということを、私たち医者は日々実感しています。

仏教でも、怒る、恨むは禁じられていますよね。でも、「笑ったらあかん」という教えはありません。怒る、恨むを封印して、笑うことでがんを遠ざける。そんな生活を心がけてほしいと思います。そのほうが人生も楽しくなります。

がんは、二度目の人生を「「笑う人生」に変えるいいチャンスかもしれません。

「私は、なんて運がないのか…」
という思いがぬぐえません

あなたは運がいいと思いますか？　それとも運が悪いと思いますか？
がんの患者さんにきくと、みなさん

「いいはずないやろ、がんになったんやから」

とおっしゃいます。でも、生きているだけで運がいいと、私は信じています。

咽頭《いんとう》がんのために声帯を摘出する手術を受けたつんく♂さんは、母校の近畿大学の入学式に登場され、映像で祝辞を伝えました。印象に残ったのが、次の2つのメッセージです。

「一番大事にしてきた声を捨て、生きる道を選びました」

「こんな私だからできること。こんな私にしかできないこと。そんなことを考えながら生きていこうと思います」

歌手が声を失ったのだから、とてもつらく悲しい選択だったと思います。でも、声を失った歌手が何をできるかをつんく♂さんは模索されていて、その姿が人に大きな感動を与えています。

それは、やっぱり生きているからできることなのです。

私の人生って、
何だったんだろう

「がんがある」と言われたら、誰しも慌てて、死を身近に感じるでしょう。今までは考えもしなかった人生の終わりが突然、目の前に表れるのですから、最初は不安で恐ろしく感じるかもしれません。

でも、死を意識するということは、決して悪いことではないと私は思っています。むしろ、終わりを意識したことで、生まれ変わったかのように第二の人生を歩みはじめる人が、たくさんいらっしゃるのです。

「なんで、がんになんてなったんやろ。このまま死んだら、俺の人生、何も残らん……。今までさんざん時間ムダにしてきたから、最後くらい心入れ替えて生きないといかんな」

私は、

「そうやなあ」

と言って、あとは黙って聞いているだけなのですが、死を意識したからこそ出る言葉であり、思うことなのでしょう。

そういう意味では、がんというのは、自分の人生を振り返るいいチャンスでもあるし、人間関係や仕事、価値観を見直すとても貴重な転機にもなるのだと思います。


まえに紹介した葛城さんという60代の女性は、ステージⅣの肺がんで、全身の骨にがんが転移している状態で病気が見つかったのですが、イレッサという抗がん剤が大当たりして、

「余命は2カ月」

と主治医に言われてから、8年も生きられました。その8年の間に何をしたのかというと、全国をまわって、医学生や研修医を相手に、自ら模擬《もぎ》患者になって教育をしたのです。

自分のレントゲンフィルムやMRI画像を見せて、

「どうやってがんがあることを伝える？」

「この検査結果をもとに、患者である私に説明をしてごらん」

と言って、医学生や研修医に説明をさせて、

「そんな説明の仕方じゃあかんわ！」

と、ときには研修医を泣かせてしまうほど熱心に指導をしていました。

泣かされた研修医は、葛城さんから教わったことを一生忘れないでしょう。

8年間という限られた時間であったとはいえ、その時間は、葛城さんにとっても、葛城さんに出会った人にとっても、非常に大きな意味のある時間だったと思います。


葛城さんをはじめ、がんを経験した人というのは、本当に強い。


挫折が人を強くするとよく言いますが、がんというのも、ある意味、挫折です。死ぬかもしれないという恐怖を感じ、底を味わったからこそ、見えてくるもの、わかること、目の前に拓《ひら》かれる世界があるのでしょう。

がんになったことのない私が偉《えら》そうに言うことではありませんが、がんを経験した人たちと話をすると、いつも、一度死を意識した人ならではの強さと、どこか達観しているような清々《すがすが》しさを感じます。

「がんになって良かった」
とか言う人いるけど、
きれいごとにしか思えません

キャンサーギフトという言葉があります。

「がんになったからこそ、得られるものがある。それは、がんからのギフトだ」

という意味です。

「がんになって良かった」

「がんになって、幸せ！」

そう話す、がん経験者もいます。

でも、今、がんという病名を告げられた人は、とてもじゃないけれどそんな気持ちにはなれないでしょう。

「なにきれいごと言ってんの」

と思うかもしれません。

ただ、がんをきっかけに寿命が延びる人もいるのです。

たとえば50代で早期の胃がんが見つかって、最初はショックを受けて、

「死ぬかもしれない」

と怯《おび》えても、だからこそ、食生活を見直して生き方を変えたら、10年か20年、寿命が延びるということはあります。

がんという大きな挫折を味わったことで、人間として一回り大きくなったという人も、たくさんいるでしょう。

私は、昔からサザンオールスターズのファンで、桑田佳祐《けいすけ》さんがつくる曲が大好きなのですが、2010年に食道がんが見つかってから、桑田さんのつくる曲はさらに哲学的になって、がんを患《わずら》う前とは変わったように感じます。

6時間にも及ぶ外科手術を受けて、

「一度は死を覚悟した」

と、以前にラジオで話されていました。

そして5年以上たった今も、「もしかしたら再発するかもしれない」という思いもあるでしょう。

再発の恐怖に怯えながらも、今生きているありがたさを噛《か》みしめながら、一曲、一曲を生み出しているのでしょう。桑田さんはもともと天才的なアーティストですが、最近の曲は格別すばらしく、がんになったことで、さらに一回り曲が豊かになったように感じます。

そういえば「塩爺《しおじい》」の愛称で親しまれた、元財務大臣の塩川正十郎さんも、60代のときに胃がんで手術を受けています。晩年になり、とても味のある政治家として万人に愛されたのは、がんを患ったことと無関係ではなかったのではないでしょうか。

私が出会った患者さんのなかには、もともとは何度も自殺未遂を重ねて、「死にたい、死にたい」と言っていたのに、がんが見つかったとたんに、

「やっぱり死にとうない、もっと生きたい」

と気づいた人もいました。がんというのは、不思議な効力があるものです。

2人に1人ががんになると言われているご時世ですから、がんになったことは、「仕

方ない」としか言いようがありません。

なったことは変えられませんから、どうせなら、がんになっても倍返し、3倍返しくらいの心意気で、人生の二周目を生きてほしい。

体内で休んでいる免疫細胞を活性化させるように、しっかり笑って、それまで何かに怒ってばかりだったとしたら、気持ち悪がられるくらいに感謝をしてはどうでしょう。

あるいは、それまで仕事人間だったのなら、楽しむ時間をもっと増やしてはどうでしょう。

そうしたら、何か変わった展開が待っているかもしれません。

そう言うと、

「きれいごと言わんといてや先生」

「そんな精神論言われても」

と思われるかもしれませんが、**何が起こるかわからないのが、がんという病気です。**

がんの種類や進行度から、おおかたの予想はできても、大きく裏切ることがあるのが、

がんなのです。

こんなことを書いたら大ブーイングでしょうが、結局、最後の最後は「運」です。

患者さんにも、

「最後は運やから」

と、よく言っています。仏壇や神棚のある家では、

「今からでも遅うないから、ご先祖さんにおすがりせな」

と言って、患者さんと一緒に、ご先祖さまに拝《おが》むこともあります。

拝んだ後、

「ご先祖さまのパワー、感じたやろ？」

などと聞くと、患者さんはみんな笑いますが、笑ってもらったら大成功です。

がんになっても、いや、がんになったからこそ倍返し、3倍返しです。その心意気でいきましょう。

川島なお美さんのように
ぎりぎりまで仕事できる人って
どのくらいいるんでしょうか

この章の最後に、女優の川島なお美さんのことを紹介します。

川島さんは、54歳という若さで、胆管《たんかん》がんのために旅立たれました。その若さにショックを受けた人も多いと思いますが、亡くなるほんの2週間ほど前にご主人とイベントに出演されて仲睦《なかむつ》まじい姿を見せていたことや、1週間前まで舞台に立たれていたことにも、驚いたのではないでしょうか。

「がんで亡くなる1週間前まで仕事って、そんなことできるんですか？」

何人かの人から、そう聞かれました。そのたびに私は、

「珍しくはないよ。ただ、いくつか共通点というか条件があります」

と、答えています。共通点とは、

①「最期の最期まで抗がん剤治療を続ける」という人ではないこと

②だんだん食べられなくなってきても、高カロリー輸液をやっていないこと

③十分な緩和《かんわ》医療を受けていること

の3つです。十分な緩和医療を受けて、痛みはしっかり取り除いてもらって、あとは自然に任せるということです。この3つの条件を満たすことができたとき、最期まで仕事をすることができます。

そして、その場合、ベッドに寝込むのは最期の数日程度です。

川島さんは、舞台を降板された後も、前日までご飯を食べて、会話をして、20年ぶりに行う予定だったソロライブのセットリストを考えたり、衣装の打ち合わせをしたそうです。

「舞台で死ねたら本望《ほんもう》」

とまで語っていたそうなので、いつからか死を覚悟されていたのだと思いますが、それでも、最期の最期まで希望を持ったまま、まさに「女優・川島なお美」として生き切ったのだと思います。

がんというのは、交通事故や脳卒中、心筋梗塞《こうそく》などに比べて、今後のことをゆっくりと考える時間がありますし、川島さんのように、最期の最期まで自分らしく生き切ることができる病気です。

そして、もちろん治療で助かることもありますし、完治はできなくても年単位で延命できることもあります。

ところで、今、がんも増えていますが、もう一つ、今後急増するのが認知症です。

講演会で、

「がんと認知症。もし選べるならば、どちらがええ？」

と、会場のお客さんたちに聞くと、どこで聞いても8割以上の人が、がんを選びます。

がんのほうが、自分らしく生きられるという印象があるからでしょう。

本当は、認知症でも、亡くなる直前までご飯も食べられて、お酒も楽しめて、旅行にも行けて、自分でトイレにも行けるのですが、そのことはまだまだ知られていません（認知症はこの本のテーマではないので、ここではこれ以上ふれませんが）。

いずれにしても、がんは、最期まで自分らしく生きられる病気です。

だから、がんとどう向きあっていくかは、人生そのもの。第二の人生をどう生きるかというテーマになります。

最期まで自分らしく過ごしたいと思ったら、先ほどの３つの条件を思い出してください。

6章

追いつめられても、自分を見失わないでください

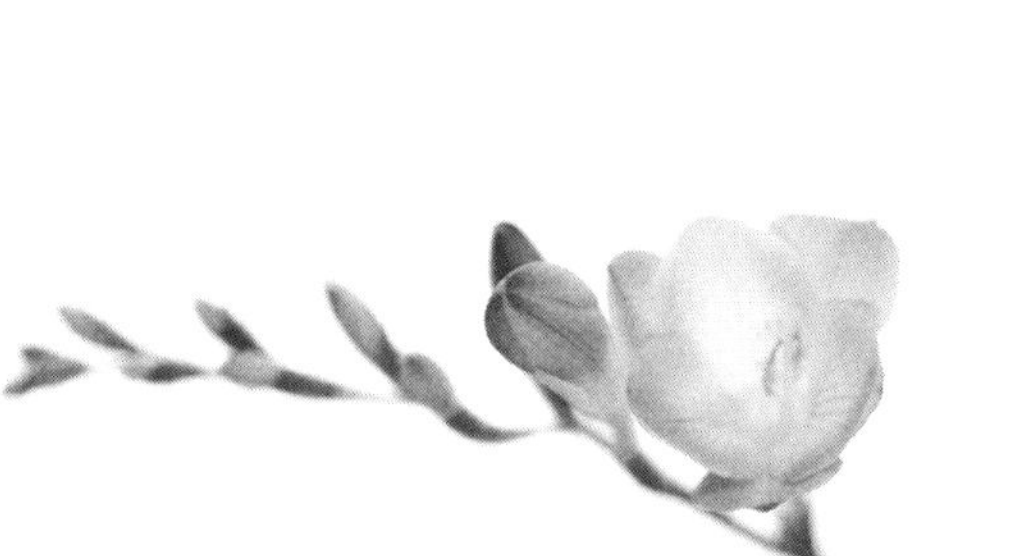

どうなったら
終末期だと
覚悟すべきなんでしょう？

抗がん剤や放射線を続けていても、病状が悪化してしだいに体力が衰えてくると、

「そろそろやろか……」

と、ふと思うことがあるかもしれません。

あるいは、主治医から突然、

「もう治療法はありません」

と言われて、厳しい現実を突きつけられるということもあるでしょう。

「どうなったら終末期なのか」

——実はこれは、とても難しい質問です。

終末期とは、言い換えるなら、「治療のメリット」と「治療によるデメリット」の分岐点。

もっとシンプルに言えば、治療の〝やめどき〟です。

医療は万能ではないし、人の命も残念ながら永遠ではないので、どこかの時点で、「こ

れ以上治療をしたら、かえって命を縮めてしまう」という限界を迎えます。その限界を迎えると、終末期ということになります。

そう言葉で言うのは簡単ですが、現実にはどこがその境目なのか、深く悩むことが多いものです。

私は、終末期とは、数値などの客観的な指標で定義できるものではなく、生き方そのものであり、それは患者さんやご家族がまず感じるものだと思っています。

ただ、感じただけでは、間違っていることもあるので、

「そろそろかな…」

と思ったら、医者と納得のいくまで相談してほしい。

「やめどき」を認めるのは、治る可能性をあきらめ、命の終わりを受け入れることに

他ならないので、つらいことだと思いますが、終末期を自分らしく過ごそうと思ったら、とても大事なことです。

また、積極的な治療をやめて自然に任せているうちに、元気を取り戻して予想以上に長生きされた患者さんもいらっしゃいます。

人生の最終章をより良く生きるために、やめどきがあることに目を背《そむ》けず、その時はいつなのかを感じて、主治医や家族とよく話し合って決断していくことが大事なのです。

痛いのだけはイヤ。
わがままですか？

「がんの末期は苦しみそうや」
「がんの痛みは、耐えるしかないんやろ……」

そう思っている人は、まだまだ多いようです。それは、日本の緩和《かんわ》医療が遅れているからでしょうか。

がんの治療中の芸能人が闘病体験を語っているのをテレビで見ても、
「十分な緩和医療を受けられていないんやないか？」
と感じることが、ときどきあります。

日本のがん医療は、海外に比べても優秀だと思いますが、こと緩和医療に関しては、一般の人も医者も、残念ながら誤解が大きいように思います。どうしてそうなのかと考えると、ひとえに、麻薬に対するマイナスイメージがとても強いからでしょう。

現在、日本では、モルヒネ、オキシコドン、フェンタニルという3種類の医療用麻薬が使われています。しかし、「麻薬」や「モルヒネ」といった言葉自体に、まず大きな抵抗があるのではないでしょうか。

また、医療用麻薬の取り扱いは、他の薬に比べて厳しく規制されているので、「規制されているということは、よほど危険な薬なのだろう」という刷り込みが、医者にも根強くあります。


医者が間違った認識を持っているので、多くの患者さんも医療用麻薬に対して誤解があります。

「中毒になるから、できるだけ使いたくない」

「危険な薬だから、使うとしても最後の手段」

などと、思い込んでいる患者さんが多いのです。

日本人が我慢強い国民であることも、もしかしたら、緩和医療が遅れている理由のひとつかもしれません。


でも、がんの痛みは、がまんしても何もいいことはありません。

「痛みはツラいけど、モルヒネは死期を早めるんやろ……」

そう心配して、モルヒネを拒否する患者さんもいます。でも、決してそうではありません。

むしろ、痛みをがまんするほうが、寿命が縮まります。

最近の研究で、緩和医療をしっかり受けた人のほうが寿命が2割ほど延びるということがわかっています。痛みが取れれば、食事もできるようになるし、体も動かせるようになるからでしょう。

緩和医療という言葉を出すと、

「まだ早いやろ。『死ね』言うんか先生」

と怒る患者さんや、

「もう望みがないってことやな…」

と悲しまれる患者さんがいるのですが、緩和医療は決して治療をあきらめたときに行う最終手段ではありません。二回目の人生を充実させるための立派な医療です。

先日、はじめて往診《おうしん》を依頼された患者さんのところに伺《うかが》ったら、がんが全身の骨に転移して、痛みで七転八倒されていました。それなのに、かかりつけの大病院からは、痛み止めとしてはロキソニンしか処方されていませんでした。

翌朝一番にモルヒネを処方して1錠飲ませたところ、すぐに痛みがやわらいで、笑顔と冗談が出るようになりました。そして食事ができるようになりました。

医療用麻薬は一般の薬に比べると高いので、海外では痛みが強くても薬を買えない人がたくさんいると聞きます。

でも、日本は国民皆保険《かいほけん》の国なので、比較的安い値段で、誰でも緩和医療の恩恵にあずかることができます。それはそれで、とても幸せなことです。

繰り返しになりますが、がんの痛みをがまんしても何もいいことはありません。

体の痛みだけではなく、心の痛みも含めて、痛みは隠《かく》さずに訴えるほうがいい。そして、その訴えに耳を傾けてくれて、ちゃんと対処してくれる医者を探してください。

どうせなら自分の家で過ごしたい。
どんな医者に面倒見てもらったらいい？

がん治療の〝やめどき〟を決断したら、あとは自分の家で好きなことをしながら過ごしたい。そう希望される人は多いと思います。

でも、家で最期まで支えることができる医者と、できない医者がいるので、「最期は在宅で」と思っている人には、早めに在宅医を探しておくことをおすすめします。

在宅で最期まで支えられる医者と支えられない医者の違いは何かと言えば、ひとつは、緩和医療の技術です。

モルヒネを使うことができるか、患者さんの痛みの度合いに合わせて、こまやかに対応することができるかという医師の能力の差です。

医者であれば、特に在宅医であれば、緩和医療はお手の物だろうと思っているかもしれませんが、在宅医であっても、

「一度もモルヒネを使ったことはありません」

という医者もいます。

緩和医療の技術は、医者によって天と地ほどの違いがあります。そして、緩和医療の技術が未熟な医者は、痛みが増すと、安易に病院に送ってしまいがちです。

もう一つの違いは、コミュニケーションスキルです。がんの患者さんが感じる痛みというのは、身体的な痛みだけではありません。

一度は、

「もう〝やめどき〟やな」

と最期を覚悟したとしても、覚悟が揺《ゆ》らいだり、ふと怖くなったりすることもあるでしょう。

そうしたときに、患者さんが漏《も》らした不安の言葉を受け止めて、ちょっとでも心が軽くなるような言葉を返してあげられるかというのも、大事なスキルです。

自分がいなくなった後のことを考えて、心配する患者さんもいます。

「先生、いい葬儀屋、紹介してくれへん？」

なんて相談されることもしょっちゅう。


「ごめんね。葬儀屋知らんのよ」

「知らんことないやろ、看取《みと》りしてんねんから、知っとるやろ」

「ほんまに知らんねんて」


と言いながら、電話帳をめくって一緒に探す、というのは珍しくありません。

あるいは、

「遺言、書いたほうがええんかなあ」

などとふと漏らす患者さんもいるので、

「遺産あんの？　３００万ならいらんわ。３千万くらいあるんなら、書いたほうがええんちゃうかなあ」

なんて言いながら、遺産相続の相談に乗ることもあります。

「お医者さんがそんなことまでしてるの？」

と驚かれるかもしれませんが、最期まで支えるには、患者さんに安心を与えることが大事です。それには、身体的な痛みを取り除くだけでは不十分な場合が多いのです。

緩和医療に長《た》けていて、コミュニケーションスキルも高い医者が最期まで支えられる医者だとわかったら、次は、どうやってそんな医者を探すかですよね。

今はありがたいことに、在宅看取りをどのくらい行っているかが公開されています。**たとえば、週刊朝日ムックの『自宅で看取るいいお医者さん』には、全国の看取り実績のある診療所のリストが掲載《けいさい》されています。**

ほんの数年前までは、どの医療機関が最期まで在宅で診てくれるのか、探すのは大変でした。

でも今は書店に行けば、千円足らずでくわしい情報を得られます。近い将来には、病院や施設ホスピスの看取り実績も公表されるようになるでしょう。

「在宅医療、訪問診療を行っています」とホームページで謳《うた》っていても、あまり家で看取っていない診療所もあります。

一定の実績があり、家からなるべく近く、かつ、実際に話してみて良き相談相手になってくれそうな波長の合う医者を選んでおいてほしいと思います。

訪問看護師も当たり外《はず》れが多いらしい。
どうやって探したらいい？

がんでも家で過ごしたいと考えたときに、支えてくれるのは医者だけではありません。実は、医者以上に親身になって支えてくれるのが、訪問看護師さんです。

在宅医療では、医者の出番は、2週間に1回か、週に1回程度。毎日のケアは、看護師さんがやってくれます。

ベテランの訪問看護師さんは、医療用麻薬の知識も豊富ですし、身体の痛み以外の幅広い痛みへの対応もとても上手です。前項で、在宅医でも緩和医療のスキルはさまざまと書きましたが、訪問看護師さんは、下手な医者よりもよっぽど頼りになります。ただ、訪問看護師さんにも、やっぱりスキルの高い人と、そうでもない人がいます。最期まで支えてくれる訪問看護ステーションと、そうではない訪問看護ステーションがあるのは在宅医と同じです。

本来は、在宅医のように、訪問看護についても看取り実績が公表されていたらいいのですが、現状ではまだ一覧になっているようなものはありません。ただ、えてして、**いい医者のところには、いい訪問看護師さんがいるものです。**

わからなければ、訪問看護を利用したことのある人から話を聞いたり、地域で開かれている講演会や勉強会に参加して情報を集めることをおすすめします。

在宅医療に関する講演会や勉強会は、全国各地で開かれていて、その情報は地方新聞やタウン誌、市区町村のホームページなどに載《の》っています。

講演会や勉強会に行くと、地域の医者や看護師さんが参加しているので、その人にかからなくても、家の近くにいい訪問看護ステーションがないか、頼りになる看護師さんがいないか、情報を集めるといいでしょう。こうした情報収集は、元気なうちからやっておくほうがいいと思います。

看護師さんのほか、薬剤師さんや歯医者さんも、どんどん地域に出て行くようになってきています。

「家で過ごしたいけど、病院みたいに色んな専門家が診てくれるわけじゃない。心配」という人もいるでしょう。でも、在宅医療も、いろいろな職種で支えられています。薬局で薬を渡すだけではなく、必要に応じて自宅まで訪問する薬局は増えていますし、なかには、休日の夜間も含めて24時間体制で往診してくれる薬局もあります。

在宅医療では、強い痛みが出そうな患者さんには、即効性の高いモルヒネをいつでも使えるように、ちゃんと使い方を説明した上で、あらかじめベッド横に置いておくこともあります。でも、用意をしていないときに急に痛みが強くなったら、24時間対応してくれる薬局があると、とても安心です。

歯医者さんも、訪問診療も行う先生が増えていて、最期まで口から食べられるように、口腔《こうくう》ケアや摂食・嚥下《えんげ》訓練を熱心に行ってくれます。

家での暮らしを支えてくれるのは、医者だけではありません。看護師さん、薬剤師さん、歯医者さんはその代表なので、それぞれ、近くにいいところがないか、日頃からアンテナを張っておくといいでしょう。

そのほか、がんを抱えながら仕事を続けている人も多いでしょう。仕事と治療の両立に関する相談に乗ってくれる社会保険労務士さんもいますし、患者会やがんサロン（つどい場）のようなところには、がん患者の先輩がいて生活上のアドバイスをもらえたりします。

地域にはたくさん助けてくれる人がいる、ということをぜひ知っておいてください。

最期まで、
息子の嫁さんや家族に
面倒かけたくない…

「最期くらいは自宅でゆっくり過ごしたいけど、今までよくしてくれた嫁《よめ》はんに最期まで迷惑をかけんのはイヤやなあ。家族も忙しく働いてるから負担かけたくないし。先生、どうしたらいい？」

そんな相談をよく受けます。

あるいは、

「ひとり暮らしで頼れる人がいないんやけど、家に帰れるやろか？」

という、おひとりさまからの相談も多いです。

答えは、どちらも、

「おひとりさまでも、最期まで、家で大丈夫や！」

です。

がんという病気は、実は、最期まで自宅で暮らしやすい病気です。在宅医療を長年やってきた身としては、がんがいちばん「最期は家で」という希望を叶《かな》えやすいように感じます。

意外でしょうか？

なぜかというと、がんの患者さんは、寝たきりになるのは多くの場合、最期の3、4日くらいで、それまでは身の回りのことを自分でできることが多いからです。

川島なお美さんがそうであったように、1、2週間前まで仕事のために出かけていたという人も多いし、最期まで何かしら食べ物を口にすることができて、少量のアルコールも飲めて、排泄《はいせつ》も自分でできる人がほとんどです。

末期がんでも、痛みさえコントロールできれば、自立した生活を送れます。だから、同居する家族の負担も、実はそんなに大きくありません。

しかし、現実はというと、

「末期がんなのに、家で過ごすなんてもってのほかや！」

「がんのおじいちゃんを家に連れて帰るのは、無理やろ……」

などと、家族から反対にあって、断念する患者さんは少なくありません。

だから、まだ元気なうちから、終末期を迎えたときにどんな生活をしたいか、どんな医療を受けたいかを、家族と話しておくことをおすすめします。

そして、それを書面で残しておくと、より良いでしょう。

つまり、「リビングウィル」を書いておくということです。

リビングウィルとは、終末期にさしかかったときにどんな医療を受けたいか（または受けたくないか）という意志表明をするためのものです。

①現代の医学では不治の状態であり、すでに死が迫っていると診断された場合には、死期を引き延ばすためだけの延命措置は拒否する

②苦痛を和《やわ》らげるための麻薬などの緩和医療は十分に行う

③回復不能な持続的植物状態に陥ったときは、生命維持措置を取りやめる

日本尊厳死協会が用意しているリビングウィルでは、この3点を明記しています。たった2千円でリビングウィルを表明できます。もしオリジナルのリビングウィルを表明したいと思ったら、自由に文章を書いて、司法書士や公証役場を通して、世界でたった一つの書類を残すこともできます。

がんの場合は、最期まで意識もしっかりしていますし、会話もできますが、それでも、リビングウィルを書いて家族と共有しておくといいでしょう。

そもそも、がんにならなくても、がんになっても、還暦を迎えたらリビングウィルを用意しておくべきだと思います。それがいざというときの自分のためにもなりますし、家族が医療の選択を迫られて迷ったときの指針にもなります。

がんは、末期になっても、訪問診療や訪問看護を受けながら最期まで自宅で暮らせる病気です。

タレントの愛川欽也《きんや》さんがそうでしたよね。愛川さんは肺がんでしたが、入院はせずに最期まで在宅で過ごされました。

末期になったらホスピス病棟に入りたいという患者さんは多いですが、ホスピス病棟もやっぱり病院です。また、ニーズに対して数は少なく、3カ月待ちになっている地域もあります。が、国にお金がないので今後もあまり数は増えないでしょう。がん患者さん全員が入れるしくみにはなっていません。

これからは在宅の時代です。くつろげる自宅で最期まで好きなことをしながら笑って暮らせる「在宅ホスピス」（在宅医療）という選択肢もあることを、ぜひ知って下さい。

おわりに

がんは町医者に始まり、町医者に終わる

がんは町医者に始まり、町医者に終わる

これは私の口ぐせであり、私の人生そのものです。

胃や大腸内視鏡、エコーやCTという〝重装備〟の外来診療と、年間約100人の患者さんの在宅看取りをしている町医者だからこそ、見えてくる世界があります。

それはがんと闘う人たちの本音、ふだんの生活、家族の葛藤《かっとう》を30年以上、診《み》てきたからこそ言えることです。

とくに胃がん、大腸がん、肺がん、すい臓がん、肝臓がんなどは、私に始まり私に

終わった方がたくさんおられます。治療可能と判断されたら、途中で大病院のがん専門医が関わることになりますが、それと並行して私も関わりつづけ、最期は自宅でということがほとんどです。

そんな町医者が診ている景色は、大病院の専門医が見ているそれとはかなり違った世界だろうと想像します。

だから、これまで関わらせていただいた3千人以上のがん患者さんとの会話のエッセンスが、こうして一冊の本になったことは、実に感慨《かんがい》深いことです。

がんという病を平易に語るのは、意外にむずかしいことです。実は希少難病《きしょうなんびょう》の集合体であるからです。

あるラジオの収録をしているときに気がつきました。

アナウンサーにこう聞かれました。

「長尾先生、がんって一言でわかりやすく言えば、どんなものですか？　そもそもなぜ治療しなきゃいけないんですか？」

そんな問いかけに、1分程度で答えようとすると、目が回りました。「がんとは…、がんとは…、まあエイリアンのようなものです!」でもこれじゃ、なんのことかサッパリわかりませんね。あわてると、うまく説明できません。

しかし、ふだんの診察室では、似たような問答を15分程度、冗談を言いながらしています。はたで聞いていると単なる雑談に聞こえるかもしれませんが、決してそうではなく、きっとその後の人生を決定づける大切な対話になるはずです。

だから、私にとっては「雑談」であっても、がん患者さん自身にとってはまさに「一期一会《いちごいちえ》」の言葉かもしれません。

今日、がんと言われて落ち込んでいる人に、今すぐお伝えしたい

得体《えたい》の知れない不安にかられた人の心を、少しでもやわらげたい

これらが、本書を書こうと思った動機です。そんな本は、広い書店を見渡してもまったく見当たらないことに気がつきました。であれば自分が書いてやろう。そう思い直したのが1年前です。

実際、

「がんになったおかげで、人生を二度生きることができた！　そして二度目のほうが素晴らしい人生だった」

と言われたがん患者さんが、何人かおられました。

どうも、がんという病が、なにげない日々を、かけがいのない日々として目覚めさせてくれたようです。

しかし反対に、**落ち込んだり、得体の知れない不安に最期まで怯《おび》えたままの人が、その何倍もおられます。本当に、その方たちの話をゆっくり聞きたいのですが、日常診療の時間内では、なかなかできません。だから本を書いたのです。**

2人のうち1人が一生のうちで出会う病気とどう向き合うのかは、人生の大きな課題です。

しかし、がんになってもならなくても、すべての人生には必ず終わりが来ます。そうした説理の中で、町医者流に、がんを本音で語りました。「長尾流　がん哲学外来」と言ってもいいかもしれません。しかし哲学だと大げさなので『がんは人生を二度生きられる』というわかりやすい題名にしました。

本書は、いままで一度もがんについて考えたことがない人、でもがんがとても気になっている人、そして今まさに、がんと向き合っている人に向けて書いたものです。今後も出会いつづけるがん患者さんに、私なりの想いをお伝えできれば幸いです。

最後になりましたが、前著『その〝医者のかかり方〟は損です』に続き本書の企画・編集にたいへんお世話になりました青春出版社の村松基宏様に感謝申し上げます。

長尾和宏

著者紹介

長尾和宏（ながお　かずひろ）

1958年、香川県生まれ。医師、医学博士。医療法人社団裕和会理事長、長尾クリニック院長。

84年、東京医科大学卒業、大阪大学第二内科入局。95年、兵庫県尼崎市で開業、2006年より在宅療養支援診療所となり、外来診療と24時間体制での在宅診療を続ける。これまで3,000人以上のがん患者の診療に従事し、勤務医として1,000人以上、在宅医として1,000人の患者さんを看取ってきた。

日本尊厳死協会副理事長、日本慢性期医療協会理事、日本ホスピス在宅ケア研究会理事、日本消化器病学会専門医、日本消化器内視鏡学会専門医・指導医、日本禁煙学会専門医、日本在宅医学会専門医、日本内科学会認定医、関西国際大学客員教授、東京医科大学客員教授。

著書に『その“医者のかかり方”は損です』（青春出版社）、『病気の9割は歩くだけで治る！』（山と渓谷社）、『長尾先生、「近藤誠理論」のどこが間違っているのですか？』（ブックマン社）など多数。

がんは人生《じんせい》を二度《にどい》生きられる

2016年5月10日　第1刷

著　者　長尾《ながお》　和宏《かずひろ》

発行者　小澤源太郎

責任編集　株式会社プライム涌光
電話　編集部　03(3203)2850

発行所　株式会社青春出版社
東京都新宿区若松町12番1号〒162-0056
振替番号　00190-7-98602
電話　営業部　03(3207)1916

印刷・大日本印刷　製本・ナショナル製本

万一、落丁、乱丁がありました節は、お取りかえします

ISBN978-4-413-11168-3 C0030

長尾和宏の本

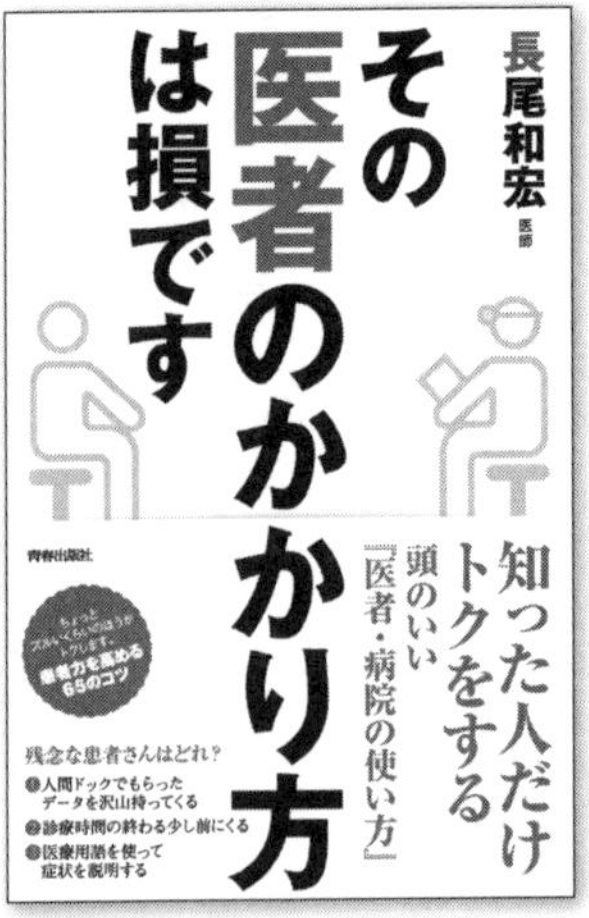

その“医者のかかり方”は損です

1章　この「病院の選び方」はトク?　損?
2章　この「名医の選び方」はトク?　損?
3章　この「常識」はトク?　損?
4章　診察室で、こういう人は好かれる?　嫌われる?
5章　診察の後……トクする人、損する人
6章　人生の最期、どっちを選びますか?
7章　かしこい患者さんになる12か条

ISBN978-4-413-03961-1　本体1,100円

お願い　ページわりの関係からここでは一部の既刊本しか掲載してありません。折り込みの出版案内もご参考にご覧ください。